CONTRIBUTION A L'ÉTUDE

DE LA

TUBERCULOSE RÉNALE

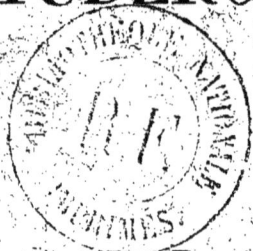

PAR

Le Docteur F. BRUGUEROLLE

Ancien aide de physique médicale
Ancien interne des hôpitaux de Nimes
Ancien professeur adjoint d'accouchements à la maternité du Gard

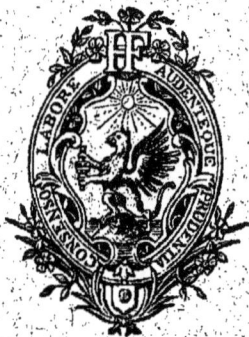

MONTPELLIER
IMPRIMERIE CENTRALE DU MIDI
(HAMELIN FRÈRES)

1894

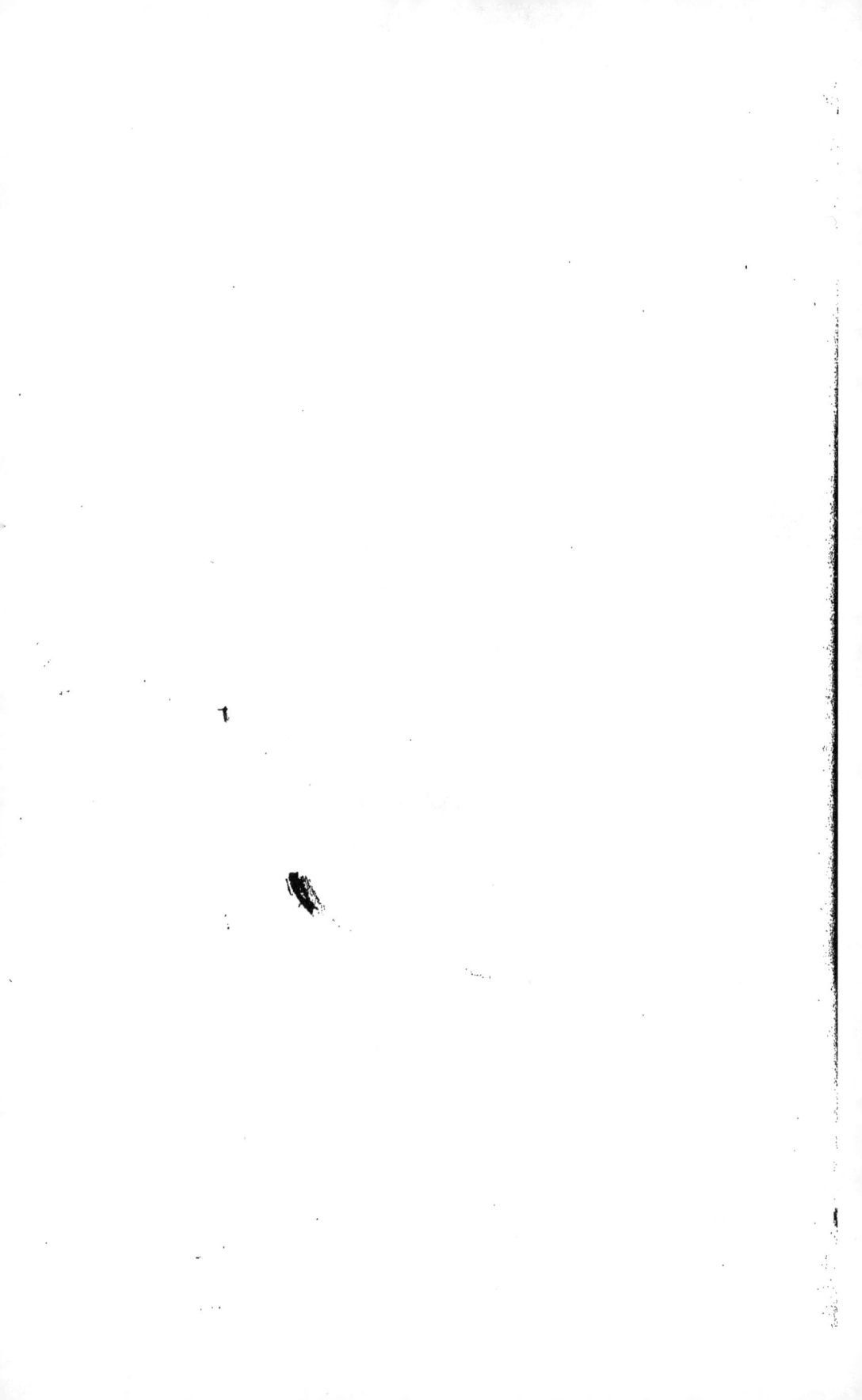

CONTRIBUTION A L'ÉTUDE

DE LA

TUBERCULOSE RÉNALE

———

ANATOMIE PATHOLOGIQUE
PATHOLOGIE EXPÉRIMENTALE. — PATHOGÉNIE
SYMPTOMES. — DIAGNOSTIC

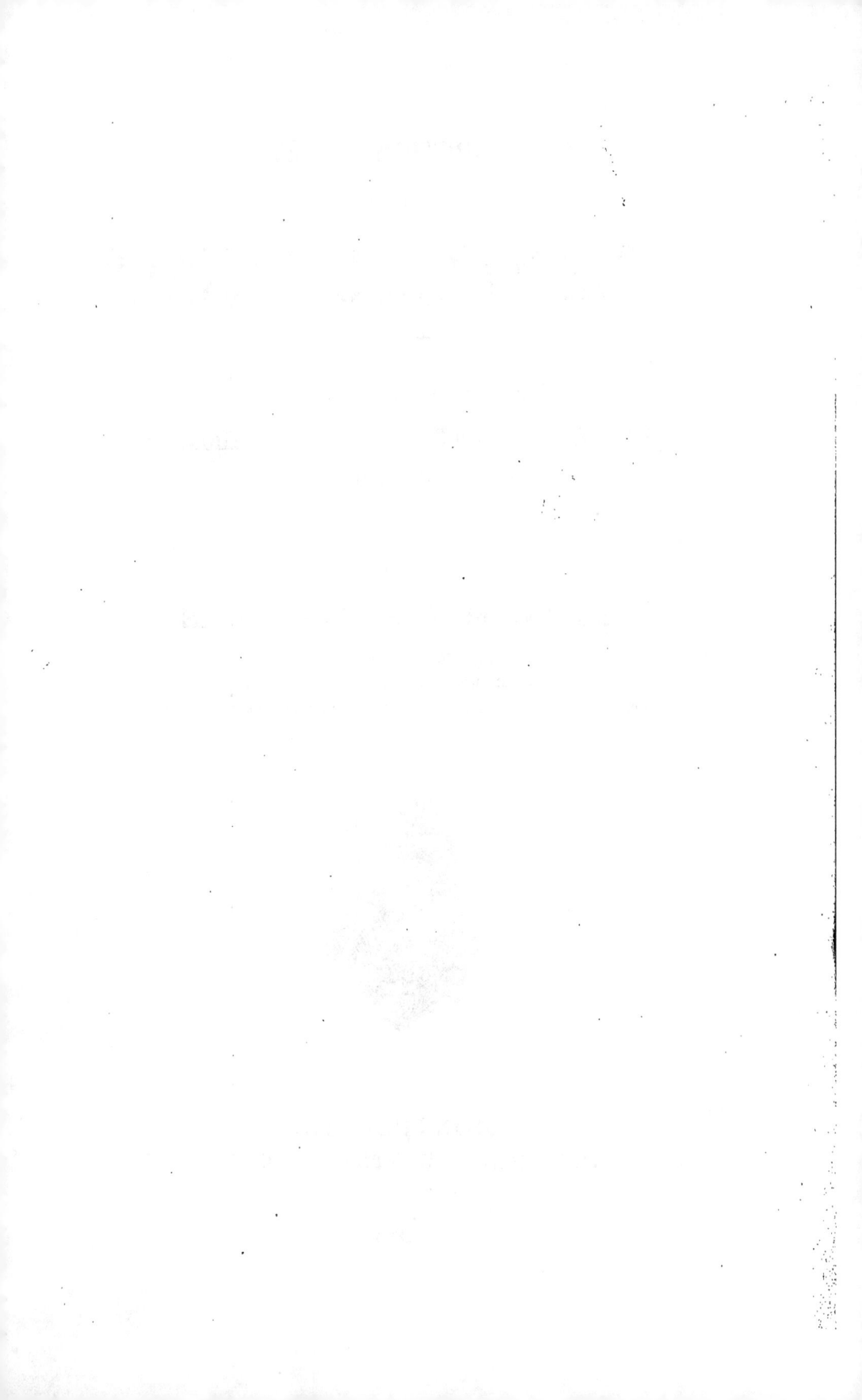

CONTRIBUTION A L'ÉTUDE

DE LA

TUBERCULOSE RÉNALE

ANATOMIE PATHOLOGIQUE
PATHOLOGIE EXPÉRIMENTALE — PATHOGÉNIE
SYMPTOMES — DIAGNOSTIC

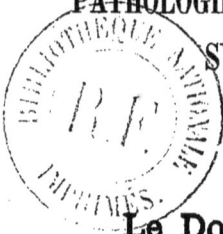

PAR

Le Docteur F. BRUGUEROLLE

Ancien aide de physique médicale
Ancien interne des hôpitaux de Nimes
Ancien professeur adjoint d'accouchements à la maternité du Gard

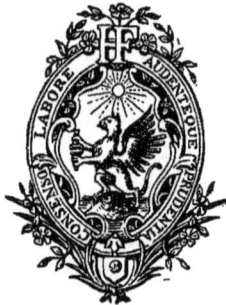

MONTPELLIER
IMPRIMERIE CENTRALE DU MIDI
(HAMELIN FRÈRES)
—
1894

INTRODUCTION

La thèse de Vigneron sur l'intervention chirurgicale dans la tuberculose rénale (1892) est sur la tuberculose rénale le premier travail d'ensemble. Depuis, de nouveaux et importants travaux ont surgi. Nous avons cherché à faire œuvre utile en les synthétisant et en donnant l'état exact de la question à l'heure actuelle. Nous aurions voulu faire une part plus considérable à l'intervention chirurgicale, développer complètement les indications et les contre-indications d'agir avec le bistouri. Cette étude nous aurait entraîné trop loin, et, à notre grand regret, nous n'avons pu qu'effleurer cette partie de la tuberculose rénale.

Nous nous sommes efforcé de présenter de l'anatomie pathologique et de la pathologie expérimentale un tableau fidèle, mettant à contribution les recherches les plus nouvelles, car ce sont là encore conquêtes récentes.

Viennent ensuite l'étude pathogénique, symptomatique et diagnostique ; nous avons insisté sur chacun de ces chapitres. Car c'est un point essentiel de bien connaître les lésions, leur évolution, leurs formes cliniques, avant d'en rechercher une cure quelconque.

Nous ne saurions avoir la prétention d'avoir donné un travail définitif. Plus modeste, nous avons voulu étudier une question importante que la chirurgie contemporaine vient de conquérir et où du même coup elle a apporté l'espérance et l'avenir.

CONTRIBUTION A L'ÉTUDE

DE LA

TUBERCULOSE RÉNALE

Anatomie pathologique
Pathologie expérimentale — Pathogénie
Symptômes — Diagnostic

1

HISTORIQUE

L'étude de la tuberculose rénale date de la fin du siècle dernier. C'est, en effet, en l'an VI que Bayle publie son mémoire. Ce travail constitue la première étude d'ensemble sur le sujet. Depuis, de nombreux mémoires ont paru. D'après la pensée qui les inspire et qui reflète les théories de l'époque à laquelle ils furent écrits, on pourrait trouver trois périodes dans leur histoire.

Dans une première période, les auteurs ne se préoccupent uniquement que des lésions tuberculeuses du rein ; des lésions semblables ou concomitantes peuvent exister dans les autres organes : il n'en est même pas question. C'est l'époque de Rayer, de Maréchal, de Dufour (1841).

Après les cliniciens de la première période, vinrent les ana-

tomo - pathologistes : Lecorché, Cornil, Rokitansky, Lancereaux. On avait démontré qu'il y avait dans la glande rénale
des granulations grises et des tubercules crus. Ceux-ci trou-
vèrent, ailleurs que dans le rein, des lésions tuberculeuses :
ils les reconnurent sur le reste de l'appareil uro-génital. —
Ils se demandèrent avec Terrillon, Guyon, Tapret, Reclus,
Boursier, comment se faisait cette localisation sur le rein,
comment se produisait l'invasion bacillaire. Est-elle ascendante? Est-elle descendante ? Les deux modes de propagation
sont-ils possibles (Tapret)?

Dans une troisième période, période actuelle, contemporaine, la bactériologie, avec les travaux sortis de Necker, les
thèses de Gaucher, de Brissaud, de Durand-Fardel, de Cayla,
apporte une éclatante lumière. Elle décrit à nouveau l'anatomie pathologique, réalise des tuberculoses rénales expérimentales, démontre la nature infectieuse de la pyélo-néphrite
tuberculeuse, éclaire enfin la pathogénie si obscure de la tuberculose rénale.

En même temps la chirurgie rénale développe singulière-
ment ses indications et ses modes d'intervention. Le 2 août
1869, Simon (de Heidelberg) fit la première néphrectomie méthodique. La question de la tuberculose rénale au point de
vue chirurgical fit de rapides et incessants progrès. En 1891,
parut le travail de Vigneron, entrepris sous les auspices du
professeur Guyon ; les mémoires de Madelung, les travaux de
Tuffier, suivent bientôt.

Aujourd'hui, les traités de chirurgie français on étrangers
donnent sur la tuberculose rénale des travaux d'ensemble.
De Gennes, un des premiers, trouve dans les urines le bacille
de Koch, qui affirme le diagnostic. Guyon perfectionne les
procédés d'exploration du rein et de la vessie, vulgarise avec
Albarran la cystoscopie, le cathéterisme de l'uretère (Janet,
Pauwlick), et formule les règles d'un diagnostic précis.

Au point de vue du traitement, l'école française ne reste pas à l'écart. Si les Allemands, Czerny, Bardenheuer, Ris, Madelung, plus hardis, pratiquent avant nous la néphrotomie et la néphrectomie, Guyon, Tuffier, Vigneron, perfectionnent le procédé opératoire, posent et discutent les indications et les contre-indications.

II

ANATOMIE PATHOLOGIQUE

La tuberculose du rein peut se présenter sous deux formes :

1° GRANULATIONS MILIAIRES ;
2° INFILTRATION TUBERCULEUSE DU REIN.

La première, forme médicale, l'autre susceptible de devenir chirurgicale, rein caséeux des Anglais (Tuffier).

Durand-Fardel, dans sa thèse de 1886, a décrit une forme spéciale de tuberculose rénale. Il a rencontré, en un cas, de grandes quantités de bacilles dont la présence n'avait pas encore déterminé de lésions anatomiques du rein. « On vient de voir le détail des lésions bacillaires que nous avons trouvées dans le rein : leur ensemble constitue un tableau complet de l'infection tuberculeuse rapide du rein avec les divers degrés de lésions.

» En effet, ce rein présente des lésions tuberculeuses au début, quelques-unes même, si l'on peut s'exprimer ainsi, avant leur début. Le glomérule contient des bacilles dans ses anses capillaires, mais il vient de les recevoir ; ils n'ont pas encore eu le temps de causer des lésions irritatives autour d'eux, car tout le tissu rénal ambiant est sain, les tissus même du glomérule ne semblent pas altérés. Il en est de même pour un certain nombre de vaisseaux tellement bourrés de bacilles que leur lumière forme à un faible grossissement une tache rouge. Autour d'eux on ne voit aucune trace de prolifération cellulaire. »

Daunic, en sa thèse de 1893, cite un cas semblable à celui de Durand-Fardel et qui lui fut communiqué par le professeur Morel.

La mort survint avec une extrême rapidité; à l'autopsie, on trouva un grand nombre de bacilles dans tous les organes et notamment dans le.rein.

Nous pouvons rapprocher ces deux cas des tuberculoses expérimentales à évolution rapide, étudiées par Yersin : ce sont de vraies infections de tout l'organisme envahi par une quantité prodigieuse de bacilles de Koch.

1° Les GRANULATIONS MILIAIRES sont assez fréquemment rencontrées dans le rein. Tuffier les considère comme des épiphénomènes d'une infection généralisée, « lésions toutes médicales dont nous n'avons à retenir que ce fait : l'inoculation possible du rein par la voie circulatoire. » D'après Rayer, elles siègent tantôt dans la substance corticale, tantôt dans la substance médullaire. Dans la substance corticale, elles sont disséminées ou affectent la forme de stries blanc grisâtre dirigées de la périphérie vers le centre et suivant assez exactement la direction des vaisseaux rénaux. Généralement elles se montrent sous la forme de grains rapprochés, disposés en chapelet.

Lecorché donne la même disposition. Les granulations sont localisées au voisinage des artérioles qui séparent les pyramides de Ferrein. On voit le long des artérioles des séries longitudinales ou des groupes de granulations tuberculeuses (Cornil et Ranvier).

Nous avons vu plus haut que Durand-Fardel avait.pris l'invasion sur le fait. Au point de vue topographique donc, les granulations prédominent dans la partie corticale, sans doute parce que le courant sanguin est ralenti dans les glomérules et les espaces intertubulaires, et que pour ce motif le bacille éprouve une réelle difficulté à progresser plus avant sans coloniser dans des régions très favorables à son développement.

Les granulations miliaires affectent des dimensions très variables, de 1 à 2 millimètres de diamètre. Le plus souvent isolées, de couleur blanc jaunâtre, facilement dissociables, elles forment sur lamelles et étendues dans quelques gouttes d'eau des grains granuleux.

Parfois à l'état de petits tubercules elles se présentent à la coupe du rein sous l'aspect d'une petite plaque blanchâtre, irrégulière, sans contours bien nets.

A l'œil nu, le parenchyme voisin est normal, ou un peu congestionné.

Le microscope permet de décéler des follicules tuberculeux et des nodules élémentaires avec cellules géantes. On y trouve toujours des microbes, ils sont parfois très nombreux ; on en voit en amas dans les cellules épithélioïdes et dans leurs interstices. Plus souvent, au contraire, les bacilles sont en petit nombre, on en trouve un ou deux au plus dans chaque cellule géante.

Tout autour, le parenchyme rénal a subi une dénutrition marquée, les tubes contournés sont desquamés, leur épithélium aplati montre qu'ils sont inactifs. D'autres ne possèdent qu'une lumière diminuée, leur paroi est devenue scléreuse, quelques-uns même sont complètement rétractés, ne contiennent plus en leur centre que des débris granulo-graisseux, reliquat de l'épithélium.

Les glomérules apparaissent sous forme de taches rosées, trop petits pour leur capsule d'enveloppe. Ils sont inactifs et forment de simples cicatrices fibreuses.

Le tubercule peut devenir fibreux dans le rein comme partout ailleurs, et se constituer à l'aide d'éléments conjonctifs hyperplasiés. Du tubercule partent de fines bandes fibreuses qui s'étendent dans le parenchyme environnant et le relient intimement au tubercule.

Enfin, dans le cas de granulations miliaires plus volumineuses, le tissu rénal voisin est plus lésé encore, on distingue nettement dans ces tubercules plusieurs granulations. Entre elles et le tissu rénal ayant complètement disparu, on trouve des bandes conjonctives alternant avec des cellules embryonnaires. La plupart de ces granulations sont caséeuses ; à leur centre, on voit un tissu presque homogène, composé de cellules dégénérées, prêtes à passer à l'état de fonte. Ces granulations se montrent la plupart du temps groupées autour d'une artériole dont presque toujours on peut apercevoir la lumière.

Cette tuberculose miliaire s'observe au cours d'une granulie avec fièvre comme on le voit chez l'enfant. Elle coïncide plus souvent avec une tuberculose des deux reins, de la rate. C'est d'après ces lésions que nous avons étudié la tuberculose initiale du rein et la localisation des bacilles au début de la maladie.

Toutefois les tubercules s'observent également chez les adultes, dans le cours de la tuberculose pulmonaire, mais si accidentellement en quelque sorte qu'au point de vue clinique elle est négligeable.

En définitive donc, il ne semble pas y avoir de localisation constante des granulations tuberculeuses. Elles occupent indifféremment le tissu conjonctif périvasculaire, le trajet d'un vaisseau, l'emplacement d'un glomérule, ou l'espace correspondant à plusieurs tubes contigus.

L'organe semble criblé de grains de plomb sans ordre et presque au hasard, sauf au niveau de la substance corticale. Le tissu tuberculeux présente dans le rein les mêmes particularités qu'ailleurs, c'est-à-dire qu'il envahit les parties de proche en proche. La caséification et l'aspect vitreux s'observent de bonne heure, et bientôt après apparaissent les cellules géantes.

2° INFILTRATION TUBERCULEUSE. — Lorsque les granulations se développent en nombre considérable dans un point localisé ou dans la totalité d'un rein, elles se fusionnent très rapidement entre elles, subissent la fonte caséeuse et donnent alors naissance à des destructions plus ou moins vastes du tissu rénal. Ce qui nous amène à étudier les cavernes tuberculeuses, la tuberculose infiltrée. Depuis les travaux de Bayle, Roger, Lecorché, Guyon, Terrillon, Lancereaux, Reclus, Tuffier, on connaît la variété surprenante d'aspect, de forme, de volume que peut présenter un rein tuberculeux dans son ensemble. Avec Tuffier nous décrirons les variétés suivantes :

a) L'infiltration nodulaire ;

b) La pyélo-néphrite tuberculeuse ;

c) La dégénérescence massive du rein ;

d) L'hydronéphrose tuberculeuse.

a) L'*infiltration nodulaire* se présente sous forme de masses d'un gris jaunâtre, arrondies, faisant quelquefois saillie à la surface de l'organe. Le rein n'est pas envahi dans son ensemble, mais en un point plus ou moins étendu de son parenchyme. Tantôt c'est une petite tumeur siégeant à la surface du rein, d'un aspect blanc jaunâtre, d'une consistance ferme, ou au contraire molle, lorsque la caséification est proche. Tantôt c'est une masse volumineuse, située profondément dans la substance rénale et faisant saillie au dehors, plus ou moins mamelonnée. Parfois une série de nodules moins volumineux, mais plus confluents, dont les uns en voie de formation sont durs, blanchâtres, les autres dégénérés se fondent en une masse granuleuse contenue dans des excavations creusées aux dépens du parenchyme rénal. Les nodules sont donc multiples, les uns encore durs, les autres caséifiés.

b) La *pyélo-néphrite tuberculeuse* constitue plutôt un accident dû à une particularité de l'évolution qu'une forme
spéciale, comme le veut Tuffier. En effet, on peut concevoir
que ces noyaux de l'infiltration nodulaire se ramollissent et
s'ouvrent dans le bassinet. Il se fera une vraie vomique rénale,
une véritable caverne se formera dans le rein. C'est donc une
modification de la variété nodulaire et en quelque sorte le
stade terminal, ultime, de l'infiltration nodulaire. Dans ce
cas-ci, le rein est détruit, creusé d'excavations à bords irré-
guliers, déchiquetés et indurés. De ces cavités sont expulsés
des produits qui conduisent à la formation d'une prodigieuse
quantité de pus. Le rein creusé de clapiers et de cavernes est
augmenté de volume, déformé.

Il se présente sous un aspect blanchâtre et lardacé. A la
coupe, il offre des cavités, des diverticules, des loges sépa-
rées, ou communiquant entre elles et avec les calices et le
bassinet.

Au-dessus de ces loges, la capsule est très adhérente, elle
est collée au péritoine, au carré des lombes. Au microscope
on voit trois zones différentes : une zone interne formée de
détritus d'éléments caséifiés, une zone moyenne d'infiltration
tuberculeuse avec tendance à la sclérose, une zone externe
constituée par des éléments embryonnaires ou sans sclérose.
Si par le râclage on soulève les débris caséeux, souvent adhé-
rents à la paroi de ces loges, on voit que ces parois sont lisses,
résistantes, et constituent de vraies membranes pyogéniques
entourées d'une atmosphère fibreuse. Le tissu caséeux ne
renferme pas de bacilles, il est constitué par des amas de
cellules dégénérées.

Les parois de la caverne sont formées par un feutrage con-
jonctivo-lamellaire d'une constitution assez variable par endroits. Ce sont ici des fibres conjonctives accolées, là un simple agrégat de cellules embryonnaires. C'est une membrane

pyogénique de par ses cellules embryonnaires, ses cellules géantes, ses nombreux vaisseaux néoformés.

Ces éléments étrangers et destructeurs atteignent le tissu rénal voisin, enserrent les tubes, les envahissent à l'aide de travées de cellules embryonnaires et de vaisseaux néoformés, plus vivaces que dans la paroi même de la caverne, mais dont les fragiles tuniques se rompent. Par retentissement, le tissu rénal éloigné peut présenter de la fonte graisseuse de l'épithélium, de la dégénérescence amyloïde des glomérules.

c) *Dégénérescence massive du rein.* — Le tissu rénal n'existe plus à proprement parler. Il n'est plus représenté en effet que par une mince et transparente membrane englobant une masse solide, dense, ressemblant à du mastic de vitrier. « Je ne puis mieux comparer son aspect, dit Tuffier, qu'à celui du contenu d'un gros kyste dermoïde. » De la membrane d'enveloppe partent de minces cloisons qui divisent incomplètement la masse tuberculeuse. Le volume de ce mastic de vitrier est parfois considérable, il peut acquérir de telles dimensions qu'il oblitère l'uretère ; l'issue du pus, de l'urine et des débris caséeux n'étant plus possible, tous ces excréta s'accumulent alors, et distendent le rein jusqu'à l'extrême limite.

d) *L'hydronéphrose tuberculeuse* est la conséquence de cette fermeture compressive de l'uretère et ne diffère en rien des dilatations aseptiques du rein en général. Une coque à cloisons incomplètes forme la paroi ; le contenu est un liquide citrin, transparent. Il n'y a dans ce liquide que le bacille de Koch, qu'on ne décèle que par inoculation. Le rein est moins lésé que dans les variétés précédentes ; il est surtout distendu par suite de l'oblitération de l'orifice urétéral. L'uretère est augmenté de volume, ses parois sont indurées et épaissies, son calibre filiforme ou absent.

Le processus de guérison peut venir enrayer la marche

des lésions. S'il se déclare dans ces diverses formes, on voit survenir une vraie calcification. Le mastic de vitrier s'épaissit et se transforme en craie délayée, en grumeaux calcaires. Les lésions du voisinage et les lésions accessoires sont les abcès tuberculeux périrénaux. Primitifs, ils sont très rares; secondaires, consécutifs à une tuberculose rénale. Il se présentent sous trois formes:

« Je n'ai pas trouvé dans les observations, dit Tuffier, l'état des ganglions voisins ; mais les adhérences aux viscères, intestins, veine cave, sont notées. »

L'uretère peut ne pas être atteint. Généralement il est ou bien à peine infiltré ou le plus souvent épaissi, à muqueuse exfoliée, à lumière remplie de détritus.

Telles sont les principales formes qu'affecte la tuberculose dans les reins. Elle peut revêtir la forme des granulations isolées, petites, grises, demi-transparentes, constituant dans toute la glande une éruption confluente ou discrète. Elle constitue d'autres fois des masses plus volumineuses, sortes de petites tumeurs caséeuses dont la consistance et l'aspect varient suivant l'ancienneté. Dans la forme aiguë, la granulation n'évolue pas : la marche rapide de la maladie ne lui en laisse pas le temps. Dans la forme chronique, la néoplasie se constitue en masses importantes qui peuvent subir le ramollissement caséeux, se former en véritables tumeurs de volume variable, ou d'autres fois se creuser de clapiers et de cavernes multiples amincissant, à la rendre transparente, la coque rénale et transformant la glande en une vaste tumeur. Ainsi se détruisent, suivant le siège du mal, le labyrinthe, les colonnes de Bertin, les pyramides de Malpighi. Souvent la capsule s'infiltre à son tour ; les calices, le bassinet, l'uretère, envahis par la néoplasie, s'épaississent et s'ulcèrent par places, se distendent et se dilatent par l'urine arrêtée dans son cours.

III

TUBERCULOSE EXPÉRIMENTALE

Ce chapitre doit comprendre deux parties. Dans les maladies infectieuses, on trouve des lésions rénales dues tantôt
à l'action des microorganismes, tantôt à celle de leurs sécrétions, les toxines. Les microbes cantonnés dans certains
tissus sécrètent des poisons qui, absorbés et répandus par les
lymphatiques et les vaissaux sanguins, vont produire au loin
des altérations. Dans la tuberculose rénale, nous trouvons
ces deux processus. Le bacille de Koch, ainsi que nous
l'avons vu, peut coloniser et produire des lésions dans le
rein. Il peut aussi produire des lésions de l'épithélium rénal
par ses toxines. C'est ce point particulier que nous allons spécialement développer. Nous connaissons, en effet, les lésions
dues à la prolifération du bacille dans le parenchyme rénal
chez l'homme. Nous devons compléter ces données par celles
que va fournir l'expérimentation chez les animaux ; il nous
restera ensuite à étudier les toxines tuberculeuses.

A. — Tuberculose expérimentale du rein. — On la
réalise :

a) *Par l'injection veineuse.* — On n'est pas sûr dans ce cas
d'obtenir l'infection. Si on l'obtient, elle est secondaire. En
effet, les granulations ne sont pas primitives et sont la preuve
d'une dissémination récente de bacilles par la voie de retour.
Il faut donc éviter le filtre pulmonaire.

b) Par la piqûre. — L'inoculation directe du rein à travers la voie lombaire. C'est le procédé de Kostenich et Volkow. Avec Borel, nous trouvons le procédé défectueux. D'abord il diffère des voies naturelles ; ensuite, au processus tuberculeux, il superpose un processus de réparation intense qui complique les phénomènes.

c) Par l'injection artérielle. — Dans la carotide et la crosse aortique, c'est la méthode de Borel.

Les données expérimentales confirment-elles les théories jusqu'à ce jour établies sur l'anatomie pathologique du tubercule rénal ? Quelles sont ces théories ?

Pour Virchow, le tubercule rénal est essentiellement constitué par une prolifération lymphoïde du tissu conjonctif. Les éléments cellulaires de l'organe subissent seulement une atrophie simple ou une nécrose, mais c'est toujours le tissu conjonctif qui est la gangue où se développent les tubercules, et le tubercule, néoplasie pauvre, résulte de la prolifération conjonctive.

Baumgarten, le premier *(Uber Tuberkul und Tuberkulen)*, a réalisé le tubercule rénal par l'expérimentation. Il a injecté dans le système veineux, et a étudié la tuberculose rénale consécutive et secondaire à la tuberculose pulmonaire. Le premier phénomène que provoque la présence des bacilles est une karyokinèse des cellules fixes de l'épithélium, des tubes urinifères, de l'endothélium des capillaires, des éléments de la paroi du glomérule. Plus tard se produisent les cellules épithélioïdes, et avec une telle intensité dans l'épithélium des canaux urinifères, que ceux-ci s'obstruent complètement. La prolifération des cellules fixes, tel est pour Baumgarten le processus tuberculeux prédominant.

Kostenich et Volkow confirment les résultats de Baumgarten *(Archives de médecine expérimentale,* 1892). Ils piquent directement les reins, comme nous l'avons indiqué, et constatent, trois heures après, une leucocythémie polynucléaire intense. Quelquefois les bacilles paraissent renfermés dans les leucocytes; d'autres fois, et le plus souvent, ils ne paraissent que juxtaposés. Au bout de vingt-quatre heures, karyokinèse intense dans les cellules des canalicules et apparition entre les canalicules de noyaux pâles, à forme variable, qui plus tard rappellent tantôt les cellules de l'épithélium rénal, tantôt des cellules épithélioïdes. Les cellules épithélioïdes, pour ces auteurs, dérivent des cellules intercanaliculaires.

Borel, dans son travail le plus récent sur la question (*Annales de l'Institut Pasteur*, février 1894), obtient des conclusions différentes, et qui confirment celles qu'il a déjà opposées après son *Étude de la tuberculose expérimentale du poumon*. Cet anatomo-pathologiste n'a jamais rencontré de bacilles dans l'épithélium des tubes glandulaires. Dès la première heure, les bacilles sont saisis par les leucocytes polynucléaires qui s'accumulent dans l'anse dilatée d'un capillaire glomérulaire.

Parmi ces leucocytes apparaissent au troisième jour des noyaux ovalaires échancrés, étirés, entourés d'un protoplasma granuleux contenant les bacilles. Noyaux et protoplasma appartiennent à des éléments monocellulaires. Mêmes phénomènes dans le tissu intercanaliculaire, ces éléments sont distincts des cellules connectives ou endothéliales. Les cellules du tubercule sont des éléments mobiles fixés et ne paraissent pas résulter d'une prolifération des cellules fixes, connectives ou endothéliales préexistantes. Pour Borel, la granulation tuberculeuse est essentiellement interstitielle et d'origine lymphatique. Les cellules épithélioïdes résultent de l'évolution naturelle et du développement de la cellule lymphatique fixée en un point quelconque de l'organisme. Le tubercule est une accumulation de cellules lymphatiques. L'épithélium du rein ne joue aucun rôle actif, il ne subit qu'un processus d'irritation de voisinage, d'atrophie ou de nécrose. Pour Baumgarten, au contraire, la karyokinèse des cellules fixes et de l'épithélium rénal est le processus tuberculeux dominant. Pour Borel, la granulation tuberculeuse est une production lymphatique identique dans tous les organes, ce qui confirme la théorie de Metchnikoff.

Les résultats de l'expérimentation diffèrent donc quant à l'intime développement, à l'histogenèse des premiers éléments, mais ils complètent heureusement les données histologiques et anatomo-pathologiques que nous avons données au précédent chapitre. Elles démontrent, en effet, qu'il y a une tuberculose primitive, à localisation glomérulaire ou corticale prédominante ; qu'il y a une tuberculose granulique disséminée dans toutes les parties du rein, à localisation périvasculaire prédominante. Dans les deux cas, le processus est toujours interstitiel; les seuls éléments actifs du tubercule sont les éléments lymphatiques.

Les éléments différenciés de l'organe, et l'épithélium rénal en particulier, ne jouent aucun rôle dans la formation des tubercules.

Telles sont les recherches les plus actuelles relatives à l'expérimentation ; elles nous montrent que l'histogenèse n'est pas encore définitivement réglée, mais que bientôt, sans doute, sera fixée cette importante question, qui apporte de si précieux matériaux à l'étude de la tuberculose rénale.

Toxines tuberculeuses — Cette étude des toxines tuberculeuses nous amène à dire un mot de la tuberculine et à décrire la néphrite tuberculeuse et la dégénérescence amyloïde. Bouchard le premier, en 1881, attira l'attention sur les néphrites infectieuses que l'on peut rencontrer dans la diphtérie, la fièvre typhoïde, la tuberculose. Après lui, Gaucher, Strauss et Conheim décrivent les lésions pathognomoniques de ces néphrites infectieuses. En 1886, Durand-Fardel signale dans le rein la présence du bacille de Koch. En 1890, Coffin décrit la néphrite des tuberculeux. Cette néphrite présenterait pour lui les caractères des néphrites infectieuses, en dehors de toute lésion tuberculeuse directe ; elle serait due néanmoins à la présence du bacille.

A côté de ces néphrites, on en voit d'autres qui ne portent pas la signature de la tuberculose, en ce sens que les nodules tuberculeux simples, les tubercules conglomérés, les blocs de caséification ne s'y rencontrent nulle part. Or ces néphrites relèvent de la tuberculose, et il paraîtrait démontré qu'elles sont provoquées par l'irritation qui accompagne l'élimination des toxines tuberculeuses.

Déjà Bartels semblait avoir entrevu ce que la pathologie expérimentale allait confirmer : « Je ne puis m'empêcher de croire que, dans les foyers purulents des poumons, il se forme quelque chose qui est résorbé par le sang, excrété par les reins et qui peut produire une irritation inflammatoire de ces organes. » Or, en 1892, Grancher et Martin, en cherchant à obtenir la vaccination antituberculeuse au moyen de cultures vieillies, observent huit fois la mort par néphrite. Ils admettent que, dans le virus tuberculeux atténué, il y a une substance toxique qui cause les néphrites et les paraplégies.

Arloing, Radel, Courmont, la même année, obtiennent des lésions identiques avec la lymphe de Koch. Chauffard enfin vient d'observer une néphrite par tuberculine chez un phtisique.

La tuberculine. — La toxine tuberculeuse n'est rien autre que la lymphe préconisée par Koch dans le traitement de la tuberculose. Comme tout microbe pathogène, le bacille de

Koch sécrète des produits toxiques ; ces produits sont les mêmes probablement dans les cultures et dans l'organisme; semblables aussi sont les effets physiologiques. Nous ne pouvons rappeler le procédé qu'on emploie pour préparer ces toxines, procédé décrit dans les *Annales de l'Institut Pasteur* en 1891 par Roux et Metchnikoff, Hueppe et Stoll.

Qu'obtient-on lorsqu'on injecte à l'homme la tuberculine suivant le procédé de Koch ? Arloing, Radel, Courmont ont trouvé des altérations rénales. Guyon et Albarran ont observé « du côté des reins dans deux cas de tuberculose rénale quelques douleurs spontanées, après cette injection, alors que la plupart des inoculations n'ont pas augmenté la sensibilité spontanée ou provoquée de l'organe. » Les urines sont généralement diminuées ; la quantité d'albumine est toujours augmentée : si l'albumine n'existait pas avant dans les urines, elle apparaît à la suite des injections ; si les urines en contenaient déjà, la quantité augmente. Le maximum de l'albumine correspond au minimum de la quantité de l'urine. L'examen histologique fait voir des globules rouges dans des urines antérieurement non hématuriques, pas de cylindres rénaux, pas de cellules épithélioïdes, pas de globules de pus.

L'examen bactériologique montre que, chez les malades qui n'avaient pas de bacilles dans les urines, les inoculations n'en ont pas fait paraître ; chez ceux qui en avaient, on les trouve encore ; les bacilles enfin peuvent manquer après l'emploi de la lymphe, même dans les urines des tuberculeux urinaires. « Nous avons vu, disent Albarran et Guyon, l'albuminurie, la diminution dans la quantité d'urine, les petites hématuries microscopiques se présenter chez des malades dont les reins ne sont pas tuberculeux, et nous avons vu une tuberculose vésicale ne pas réagir aux injections. Chez M. Cornil, nous avons vu un malade ne paraissant pas avoir de tubercules dans les reins présenter une poussée rénale intense, et une

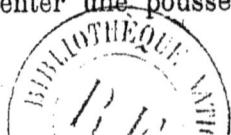

hématurie prononcée chez une femme atteinte de lupus de la face. Chez M. Strauss, nous connaissons un malade tuberculeux pulmonaire, atteint en outre d'un mal de Bright, qui à chaque injection de lymphe a eu une augmentation de son albuminurie. Tous ces faits prouvent bien qu'il se produit du côté des reins une congestion intense, déterminée par le lymphe, mais ils prouvent aussi que cette congestion n'est pas l'apanage des reins tuberculeux.

Le 9 novembre 1892 parut dans le *Bulletin médical* une observation de néphrite par tuberculine, due à M. Chauffard. Le malade dont il s'agit resta plus de quinze mois dans le service, « s'observant lui-même avec un soin minutieux; son histoire constitue un document typique, unique peut-être à l'heure actuelle. » Voici ce cas très remarquable :

OBSERVATION DE CHAUFFARD

Henri A..., voyageur de commerce, vingt-neuf ans. Antécédents héréditaires indemnes de tuberculose. Antécédents personnels : En mai 1890, bronchite et point de côté après une chute dans la Meuse. Hémoptysies ; 15 décembre, entrée à l'hôpital. Toux, douleur dans la poitrine. Tuberculose au début, localisée au sommet droit. Pas d'albumine. 8 janvier 1891, première injection de lymphe de Koch, 1 milligr. 1/2. D'emblée, phénomènes généraux et fébriles. Albuminurie énorme: 20 grammes dans les vingt-quatre heures. Hématurie. Jours suivants, pas d'injection, quantité décroissante d'albumine, 12, 7, 6 grammes.

15 janvier 1891, deuxième injection, 1/2 milligramme, 12 grammes d'albumine.

16. — Troisième injection, 1/2 milligramme, 12 grammes d'albumine.

17. — Quatrième injection, 1/2 milligramme, 10 grammes d'albumine.

18. — Cinquième injection, 1 milligramme, 12 grammes d'albumine.

20. — Sixième injection, 1 milligramme, 7 gr. 50 d'albumine.

21. — Injection, 2 milligrames, 8 grammes d'albumine.

22 et 23. — Pas d'injection, 7 grammes.

24. — Injection, 2 milligrammes, 5 grammes d'albumine.

25. — Pas d'injection, 14 grammes.

26. — Injection, 2 milligrammes, 10 gr. 5.

27. — Injection, 2 milligrammes, 12 grammes.

28 et 29. — Pas d'injection, 7 à 9 grammes.

30. — Injection, 2 milligrammes, 5 grammes.

31. — Injection, 2 milligrammes, 10 grammes.

Les six premiers jours de février, pas d'injection, l'albumine tombe à 9, 7, 4 grammes. Le 18, injection de 4 milligrammes, et de 5 milligrammes le 19. Immédiatement l'albumine monte à 14, 12, 15 grammes, pour redescendre les jours suivants à 7 grammes.

Là s'arrête le traitement. Donc, du 8 janvier au 15 février, on a injecté 44 milligrammes de lymphe de Koch, et il a été perdu 406 grammes d'albumine. Réactions fébriles violentes provoquées par chaque injection. Le poids du malade a augmenté de 2 kil. 600.

Le 21 juin 1891, Henri A... entre à Broussais : sommet droit, vaste induration au lobe supérieur, avec ramollissement cavernuleux ; au sommet gauche, induration au début, sans ramollissement; bacilles dans les crachats, hémoptysies, perte de poids. La tuberculisation fait de rapides progrès. Polyurie constante tendant à diminuer au fur et à mesure des progrès de la cachexie. Pas d'œdème de la face ; pas d'hypertension artérielle, ni bruit de galop, ni signe quelconque d'urémie.

C'était en somme une néphrite latente ; pâleur extrême de la face et douleurs lombaires. Mort par marasme cachectique et inanition lente.

Diagnostic clinique. — Glomérulo-néphrite diffuse sans hypertrophie cardiaque, avec dégénérescence amyloïde probable des reins et du foie.

AUTOPSIE. — Le rein gauche pèse 135 grammes, et le droit 20 grammes.

Décortication difficile ; surface grisâtre, raboteuse et comme grenue. A la coupe, atrophie avancée de la substance corticale, qui ne mesure plus que 2 à 3 millimètres d'épaisseur.

Ce qui reste de l'écorce a un aspect bigarré, saumon et lilas.

La substance médullaire a une teinte violacée.

Lésion de glomérulo-néphrite diffuse avec dégénérescence amyloïde des glomérules et des artères interlobulaires. Dans la substance corticale, le stroma est très épaissi, les tubuli sont séparés par un tissu conjonctif fibrillaire semé de nombreuses cellules rondes et fusiformes. Sur les coupes perpendiculaires à l'axe d'un lobule rénal, on voit que ce tissu scléreux et inflammatoire est surtout abondant dans les régions périlobulaires et forme comme des sortes d'anneaux passant par la série des glomérules périlobulaires. Les épithéliums des tubuli contorti ont perdu l'aspect grenu, leur forme et leur volume. On ne trouve plus dans chaque tube qu'un revêtement de cellules basses, assez claires, fusionnées en partie par leurs bords et à noyaux nettement colorés. Pas de tuméfaction trouble, ni de stéatose, pas de boules hyalines, mais çà et là quelques cylindres colloïdes, beaucoup plus nombreux dans la substance médullaire. Dégénérescence à peu près complète des glomérules et des artérioles glomérulaires. Intégrité des gros troncs artériels. Nulle part on ne trouve de tubercules histologiques, ni de cellules géantes. On peut saisir ici sur le fait l'action de la tuberculine. Avec les injections la température s'élève, le taux de l'albumine s'élève aussi. Le traitement est-il supprimé ? L'albumine diminue, les réactions à grand fracas disparaissent.

L'étude anatomo-pathologique est des plus précises et nous nous appuierons sur cette description pour donner le processus de la néphrite tuberculeuse. Nous compléterons ces données par l'étude détaillée qu'en a faite Daunic.

B. — **Néphrite tuberculeuse.** — Le rein présente des changements notables de volume, de coloration, de poids. Rayer décrit la néphrite parenchymateuse, le gros rein blanc. Siedallu déclare que le gros rein blanc se rencontre fréquemment dans cette affection. Pour Lancereaux, le rein contracté, la néphrite interstitielle, domine dans la tuberculose, au même titre que dans les maladies chroniques. Bamberger, sur 281 néphrites tuberculeuses, a rencontré 157 fois le gros rein blanc, 47 fois une néphrite aiguë, 77 fois la forme atrophique.

Le Noir, sur 32 cas, a constaté :

Les reins normaux 8, soit 25 pour 100.
La congestion simple 7, soit 21,87 pour 100.
Le gros rein blanc 13, soit 40,62 pour 100.
La néphrite interstitielle 3, soit 9,06 pour 100.
La dégénérescence amyloïde 4, soit 12,05 pour 100.
Le rein tuberculeux 2, soit 6,25 pour 100.

En général, le rein présente un volume plus considérable qu'à l'état normal ; l'organe paraît distendu par la congestion dont il est le siège. La capsule d'enveloppe est molle, se détache facilement. Le rein décortiqué présente une teinte d'un rouge sombre bleuté, sa surface est lisse et brillante.

Macroscopiquement. — Sur une coupe, on voit deux zones : la corticale, d'une teinte bleuâtre, comme si elle subissait la dégénérescence graisseuse ; la zone des pyramides se détache nettement sur le parenchyme ambiant. Les glomérules sont rouges et saillants.

Tel est l'aspect général. On peut à côté rencontrer des reins pâles, diminués de volume, des reins amyloïdes que nous décrirons plus loin.

Microscopiquement. — On trouve deux ordres de lésions. Dans une première variété les altérations de l'épithélium sont peu considérables, et du vivant ne se sont pas accompagnées d'albuminurie. Dans une deuxième on a trouvé de l'albumine pendant la vie, et les lésions sont beaucoup plus étendues. Les deux variétés sont les simples stades d'un même processus.

1° NÉPHRITE LÉGÈRE SANS ALBUMINURIE. — Les glomérules sont peu lésés, les cellules de la capsule de Bowman sont en prolifération. Endothélium des vaisseaux glomérulaires dégénéré avec de fines gouttes de graisse. Globules entre les anses vasculaires et la cavité de la capsule. Dans les tubes contournés, les lésions sont minimes, les cellules sont volumineuses, tuméfiées et troubles, tubes collecteurs et branches descendantes de Henle : Epithélium encombré de fines gouttelettes graisseuses, et chaque cellule chargée de 8 à 10 petits grains.

Le tissu conjonctif intertubulaire peut, en certains cas, chez les tuberculeux artério-scléreux, subir une hypertrophie notable.

2° NÉPHRITE INTENSE AVEC ALBUMINURIE. — Les lésions microscopiques sont semblables aux précédentes, mais beaucoup plus considérables. La dégénérescence des tubes collecteurs est constante, la lumière des tubes contournés est considérable. Les tubuli contorti sont distendus, tuméfiés, leur épithélium est volumineux et granuleux ; par endroits, il a sécrété des boules colloïdes qui encombrent la lumière du tube. La surface est abrasée et déchiquetée. Parfois l'épithélium subit la tuméfaction trouble et sécrète des boules hyalines, il est aplati, abrasé, ne constituant plus qu'une simple cellule de revêtement à protoplasma granuleux. Dans l'intérieur des tubes sont des masses jaunâtres ayant entraîné parfois des cellules épithéliales, ce sont des cylindres. Les glomérules sont congestionnés, souvent amyloïdes. Cellules endothéliales de la capsule en prolifération active et encombrant la cavité de débris multiples.

Telles sont, d'après les observations de Chauffard et de Daunic, les lésions dues à l'action des toxines tuberculeuses. Mais n'existait-il pas une néphrite antérieure à la tuberculose ?

Il est certainement difficile de se prononcer sur la valeur des faits que nous venons d'étudier. Mais il nous paraît probable que la néphrite tuberculeuse existe réellement, qu'elle commence avec la tuberculose, qu'on ne la retrouve pas dans les antécédents. On doit la différencier de cette albuminurie des phtisiques décrite par Le Noir et produite par divers facteurs (fièvre, dyspnée, dyspepsie, cardiopathie). Cette néphrite est prouvée par les faits expérimentaux que nous donnent Arloing et Courmont, par l'étude de Chauffard, par les expériences de Grancher et Martin.

Grancher et Martin cherchaient à obtenir la vaccination antituberculeuse au moyen de cultures vieillies. Huit fois leurs lapins sont morts de néphrites avec les lésions suivantes: « Dans un cas les deux reins étaient blanchâtres et lisses ; l'étude histologique faite par Leredde a révélé les lésions mixtes de la glomérulo-néphrite avec les destructions épithéliales et la néoformation conjonctive de la néphrite mixte. Rien n'est plus fréquent chez le lapin que cette néphrite, à la suite des vaccinations tuberculeuses, et nous l'avons observée souvent à tous les degrés, depuis la congestion intense et diffuse du début, jusqu'à l'athrophie mamelonnée et dure de la période ultime de la maladie. »

Daunic a inoculé des lapins et des cobayes avec des cultures d'une intensité variée, et dans tous les cas les mêmes lésions ont été observées. Les lésions épithéliales du rein étaient du même ordre, quoique poussées évidemment à des degrés différents.

Ainsi les lésions que nous venons d'observer paraissent très vraisemblablement dues, de par la clinique, de par l'expérimentation, aux toxines tuberculeuses. Leur fréquence, leur aspect caractéristique et constant, militent bien en faveur de cette opinion. Sans doute, la toxicité des produits tuberculeux est complexe ; mais, de l'ensemble des observations et des expériences que nous citons, nous concluons qu'il ne faut pas exclusivement attribuer la néphrite infectieuse à la présence au niveau des reins du bacille de Koch, mais que les lésions chroniques tuberculeuses rénales peuvent être et sont aussi le résultat et la conséquence de l'irritation provoquée par l'élimination de substances toxiques, de toxines tuberculeuses.

C. — **Dégénérescence amyloïde.** — Nous considérons avec Bartels, Brault, qu'on doit la distinguer de la néphrite parenchymateuse. Beaucoup de maladies peuvent lui donner naissance ; elle n'a rien de spécifique. Il est pourtant une dégénérescence amyloïde consécutive à la tuberculose et reconnaissant la tuberculose comme cause pathogénique. De curieuses expériences et diverses hypothèses ont été imaginées ces derniers temps au sujet de la dégénérescence amyloïde. D'abord au point de vue anatomo-pathologique, les reins qui en sont atteints présentent un aspect spécial. Les glomérules sont translucides, semi-transparents et présentent une teinte brillante, cireuse, qui est caractéristique. L'iode colore les glomérules en brun acajou; l'acide sulfurique en violet foncé.

Meckel, qui trouva cette réaction, crut avoir affaire à de la cholestérine ; Virchow à une substance amyloïde analogue à la cellulose végétale : de là le nom donné à l'affection et qui consacre une erreur. Kekulé et Schmidt ont, en effet, prouvé que cette substance est albuminoïde et contient de l'azote.

Au début, la lésion est presque exclusivement localisée dans les anses glomérulaires, les capillaires du bouquet glomérulaire sont épaissis. Plus tard, les glomérules sont envahis en entier, la lésion a alors pour siège la paroi des artérioles. Il en résulte que c'est par les vaisseaux que débute l'infiltration amyloïde. Cornil, néanmoins (*Archives de physiologie*, 1875), a vu l'infiltration, non dans la paroi conjonctive des tubes droits et collecteurs, mais dans le tissu conjonctif qui sépare les éléments constituants du filtre rénal

Weigert, Lecorché et Talamon pensent que la coïncidence de l'infiltration amyloïde et du gros rein blanc (néphrite diffuse subaiguë chronique) est la règle et que l'infiltration amyloïde est toujours une lésion accessoire, primée par une néphrite antérieure.

« Autrefois nous avions une tendance à séparer ces deux processus ; mais peut-être sont-ils véritablement associés et reconnaissent-ils la même origine, l'influence tuberculeuse par exemple. » (Brault.)

Malgré les nombreux travaux auxquels a donné lieu cette forme de dégénérescence, on ne sait au juste à quoi l'attribuer. On a supposé avec Bartels qu'au niveau des abcès, ulcères variqueux, cavernes tuberculeuses, dilatation bronchique...... se formait une substance particulière résultant de l'action oxydante de l'air sur le pus. Cette substance serait un poison chimique ; elle se produirait sous l'influence de ferments. Il est d'ailleurs facile de la produire expérimentalement chez les animaux en leur inoculant d'autres toxines que des toxines tuberculeuses. C'est ainsi que Charrin et Bouchard, intoxiquant un animal avec du pus bleu et les cultures filtrées de bacilles pyocyaniques, déterminent une dégénérescence amyloïde du cœur et des reins. On n'est pas en droit d'en induire qu'il y ait action directe de la bactérie sur les parois vasculaires ; les mêmes auteurs ont obtenu les mêmes résultats par l'inoculation de la tuberculose.

Peut-être la dégénérescence amyloïde est-elle due aux toxines tuberculeuses, puisque chez le faisan (Roger, Brault) les tubercules des différents organes (que la tuberculose soit spontanée, qu'elle résulte de l'inoculation de la tuberculose aviaire) s'entourent d'une zone épaissie du tissu conjonctif qui toujours subit la transformation amyloïde.

L'intermédiaire obligé entre la production de l'amyloïde et l'infiltration de la paroi vasculaire ne pourrait-il pas être une altération spéciale du sang ?

La question reste donc tout entière à résoudre. Encore convenait-il de la poser et de dire quelques mots rapides de l'amyloïde causée par la tuberculose.

IV

ÉTIOLOGIE ET PATHOGÉNIE

La tuberculose rénale s'observe à tous les âges ; elle frappe l'enfant, l'adulte et le vieillard, les deux premiers plus spécialement. L'homme est moins fréquemment atteint que la femme, comme le signale le Dr Guillaud dans sa thèse de 1891. Tuffier, sur 43 observations, trouve 29 femmes et 14 hommes. Vigneron, sur 133 interventions pour tuberculose rénale, trouve 97 femmes et seulement 36 hommes. La grande fréquence de la tuberculose rénale serait, d'après Roberts, de trente à quarante ans; d'après Rosenstein, de quinze à trente. Lecorché place son maximum de vingt à trente ans. Tapret signale une tuberculose rénale chez un vieux de quatre-vingt-dix-sept ans, et Glück a enlevé un rein tuberculeux chez un enfant de trois ans et demi.

La tuberculose rénale est une localisation rare de la tuberculose. Déjà Louis, sur 170 autopsies, n'en avait vu que 5 cas. Tuffier cite les statistiques de l'hôpital de Prague qui montrent que, sur 1,317 adultes morts de tuberculose, il y avait 75 rénaux tuberculeux. Chez l'enfant, d'après Rilliet et Barthez, sur 72 autopsies on a 49 cas de tuberculose rénale.

D'une façon générale, la tuberculose rénale est sous la dépendance des influences multiples, connues et banales de la tuberculose; ici, comme ailleurs, on doit faire une part considérable à la dénutrition, à la misère physiologique, à la contagion, à l'hérédité; le rein, comme le poumon, est sous la dépendance de ces divers facteurs étiologiques qui, s'ils

n'engendrent point la lésion, en favorisent admirablement l'é-
closion prochaine.

Le point de départ de la tuberculose dans l'appareil urinaire
a suscité de longs débats. Et d'abord n'est plus soutenable,
ni soutenue aujourd'hui la théorie d'Ebstein : l'anatomie pathologique, que nous avons tantôt développée, nous a bien prouvé
que les foyers caséeux sont de nature tuberculeuse, que le
processus infectieux est bien produit par cet agent pathogène,
le bacille de Koch. Mais le point longtemps en litige est le
suivant : le point de départ est-il dans la prostate et les vésicules séminales, le bacille gagnant ensuite le rein en haut, la
vessie en bas ? ou bien la vessie est-elle la première atteinte ?
ou bien le rein le premier ? Le relevé des opinions des auteurs
que nous venons de faire, dit Cayla en sa thèse de 1887, nous
paraît suffisant.

On voit que toutes les parties du système génito-urinaire
ont tour à tour été regardées comme pouvant être le premier
siège de manifestations de la diathèse, et que tous les modes
de propagation ont été admis comme possibles.... On peut
reconnaître au milieu de cet exposé deux tendances : l'une qui
veut faire naître le tubercule dans le testicule et l'épididyme, et
qui le fait propager de là aux autres canaux ; l'autre qui fait
débuter l'affection par le rein, d'où elle gagne les autres voies
d'excrétion. Il n'est pas sans intérêt de faire remarquer que
la dernière opinion est soutenue par les anatomo-pathologis-
tes, et que les cliniciens, au contraire, penchent pour le premier mode. La clinique, dit Cayla, doit céder le pas à l'anatomie pathologique.

De l'étude attentive des observations, il ressort nettement
ce fait, que l'affection tuberculeuse débute par le rein ; que,
cette première étapie franchie, elle pénètre dans les voies
urinaires pour envahir successivement les canaux d'excrétion
(uretères, vessie) ; arrivée à ce niveau, elle gagne la partie

postérieure du canal de l'urèthre, pénètre dans les conduits éjaculateurs, envahit la prostate, les vésicules séminales, les canaux déférents, l'épididyme et le testicule, qui marque le dernier terme de ce processus d'envahissement.

Lorsqu'on a observé, à l'autopsie, une tuberculose rénale jeune, et j'entends par là une tuberculose constituée encore par des granulations miliaires à l'état cru, on en trouve dans le rein, mais exceptionnellement au-dessous. Il cite à l'appui de son opinion la statistique de Rilliet et Barthez : sur 312 cas, 49 cas de tuberculose génito-urinaire. Or la tuberculose siégeait dans la substance corticale, elle était comme enchâtonné dans cette substance ; une seule fois elle avait envahi les uretères.

De même Lecorché, de même Roger ont surtout vu des lésions exclusivement rénales. Dans leurs observations, les tubercules secondaires sont limités au rein ; ils ne se rencontrent que très rarement dans les calices et les bassinets, plus rarement encore dans les uretères et la vessie.

Autant Cayla est exclusif, autant Le Dentu recommande l'éclectisme pour résoudre cette question pathogénique. D'abord, dit-il, la tuberculose isolée du rein est rare, en tout cas rarement signalée. Il s'appuie sur les récentes observations de Janeway, de Gauthier, de Pierry, de Féréol ; or elles sont l'opposé, au point de vue des résultats, des observations de Lecorché, de Rayer et de Cayla. En effet, ici les lésions tuberculeuses exclusivement limitées à la glande rénale et rencontrées à la nécropsie sont peu fréquentes. Elles ne sont pas l'exception. Seulement, cette tuberculisation locale qui ne constitue pas un danger mortel, se généralise ; du rein partent les bacilles qui vont ensemencer l'économie, généraliser l'infection. Dès lors, la lésion, un moment isolée, un moment locale, presque toujours latente, n'est plus ni isolée, ni locale bientôt après. Et de là vient sa rareté. Le Dentu admet donc

que la tuberculose isolée du rein est théoriquement explicable;
certaines observations même lui ont apporté une force nou-
velle. Ceci étant admis, nous savons, d'après Cayla, que l'infection dans la tuberculisation génito-urinaire suit une marche descendante; qu'elle descend constamment du rein vers
l'appareil urinaire d'abord, génital ensuite. Contrairement à
Cayla, la plupart des auteurs admettent une marche ascendante. Des faits cliniques, des cas de tuberculisation dans le
coït (Dubuc), semblent plaider en faveur de cette hypothèse.

Comme le professeur Guyon, le professeur Le Dentu montre que ces conclusions aussi tranchées et aussi exclusives
sont trop hâtives. Pour lui, la question doit être réservée
jusqu'à nouvel ordre. Ne suit-on pas en effet et même pendant
de longues années des sujets à testicule ou à prostate tuberculeux et qui font une tuberculose génitale et prostatique
exclusive, chez lesquels ne se manifeste point la tuberculisation rénale?

Hallé, dans une clinique de Necker (en 1891), nous donne
son opinion sur la question. Le mode d'invasion et de propagation de la tuberculose, dit-il, est encore discuté. Tantôt
débutant par les voies génitales et urinaires inférieures, la
prostate et l'urèthre profond, elle envahit ensuite la vessie,
puis les reins, et affecte alors les allures d'une infection ascendante d'origine extérieure, en tous points comparable aux in-
flammations que je vous signalais à l'instant. Cette théorie
de la contagion génitale directe et de la marche ascendante
de la tuberculose a été émise et soutenue : elle est loin de sa-
tisfaire aux faits les plus fréquents. Le plus souvent, c'est la
vessie, c'est le rein qui sont atteints d'abord, en dehors de
toute contamination directe : la tuberculose urinaire n'est plus
qu'un épisode, une localisation secondaire de l'infection tuberculeuse générale.

Daunic, dans sa thèse de 1893, n'admet pas que le bacille

puisse pénétrer dans le rein, grâce aux rapports sexuels. Voici les raisons qu'il invoque contre Conheim, Verneuil, Verchère, Fernel, Cayla, Derville :

1° La tuberculose de l'utérus est très rare. Rarement par conséquent l'homme pourrait se contagionner. Hillairet et Looten signalent deux cas de tuberculose du gland; mais, dans ces deux cas, le diagnostic n'était pas établi ; jamais ailleurs on n'a trouvé un tubercule d'inoculation sur la verge, sur le gland, ou dans les parties antérieures de l'urèthre.

« La répartition des lésions tuberculeuses dans les organes génitaux de la femme ne paraît pas être en rapport avec une contagion résultant de rapports sexuels ; s'il en était ainsi, ces tuberculoses se localiseraient d'abord dans le vagin et le col de l'utérus, et l'on sait qu'il est absolument exceptionnel de les rencontrer dans ce siège. » (Cornil). Les bacilles sont donc toujours amenés par la voie sanguine, comme le prouve l'anatomie pathologique, lorsqu'elle nous montre que les bacilles se trouvent le plus souvent dans les glomérules, les artérioles du rein et leurs parois, lorsqu'elle nous montre encore que les granulations tuberculeuses siègent, elles aussi, soit dans l'intérieur, soit au voisinage même des vaisseaux.

Ainsi donc la tuberculose rénale secondaire ou concomitante d'une tuberculose génito-urinaire ne nous a pas livré le secret de sa pathogénie. Le bacille peut pénétrer dans le rein par la voie sanguine et par les uretères de bas en haut ; on ne saurait à l'heure actuelle, en cas de tuberculose exclusivement génito-urinaire, fixer au bacille une marche unique, toujours et partout la même. Ce qui paraît bien acquis, c'est que le bacille de Koch ne peut pénétrer dans le rein par les rapports sexuels.

A côté de cette tuberculose génito-urinaire, il en est une autre qui peut être diffuse, plus ou moins généralisée, pleurale, pulmonaire, génitale, péritonéale.... Dans ce cas-ci on aurait affaire à ce qu'on a appelé « le rein tuberculeux médical». Cette expression ne saurait avoir actuellement de sens précis : suivant les indications, le pronostic, la marche des lésions, le rein tuberculeux médical peut devenir chirurgical. En ces cas, au point de vue pathogénique, le rein tuberculeux peut avoir été le foyer primitif duquel ont été charriés par le torrent circulatoire et en tous les points de l'économie les microbes pathogènes.

Mais le rein peut n'avoir été qu'un foyer scondaire ; nés dans les poumons, par exemple, les bacilles de Koch sont venus tardivement coloniser dans la glande rénale et y constituer une lésion consécutive et dépendante de la première.

Dans le premier cas, c'était une tuberculose rénale locale et primitive qui engendrait une infection généralisée ; dans le second, la lésion primitive est ailleurs qu'aux reins, et ceux-ci sont infectés secondairement.

La tuberculose du rein se présente donc au point de vue pathogénique dans deux conditions différentes : elle est isolée ou concomitante, primitive on secondaire.

Quant au point de départ, l'ensemble des observations prouve que, dans la grande majorité des cas, il faut admettre comme point de départ les vésicules ou la prostate et un envahissement secondaire de la vessie et du rein. Le point de de départ *ab coït* paraît devoir être rejeté. Le rein seul peut être atteint, et cette tuberculose primitive localisée au rein peut infecter progressivement l'uretère et l'appareil génito-urinaire (Schuchart).

Quelques points nous sont donc acquis : la marche descendante de la tuberculose dans les voies urinaires ; l'association habituelle mais non forcée de la tuberculose du rein et de celle de l'appareil urinaire et génital inférieur.

Il nous reste à examiner, pour terminer cette étude pathogénique, par quel mécanisme la tuberculose s'empare du rein.

Nous avons déjà acquis certaines données précises apportées par les recherches de Durand-Fardel, de Cornil, de Daunic, et exposées au chapitre de l'anatomie pathologique. Nous devons donc synthétiser ces recherches, et de leur ensemble déduire une solution nette.

Wesens a avancé que les bacilles de Koch sont plus fréquents dans la tuberculose chronique que dans tuberculose aiguë. Or nous savons, d'après Baumgarten, Cornil, Durand-Fardel, que c'est précisément dans la granulie, dans les poussées aiguës, que se manifeste la présence du microbe spécifique. Nous suivrons donc ces derniers auteurs dans leur description. Or Baumgarten a trouvé le bacille dans les tubuli contorti et croit qu'ils y sont venus des capillaires voisins. Durand-Fardel les a vus dans les glomérules et dans la lumière des vaisseaux rénaux.

Donc le transport des bacilles se fait par le courant artériel. Très probablement ils envahissent le glomérule et, franchissant les anses glomérulaires, se vont perdre, comme nous l'avons dit au sujet de la topographie des granulations, dans différents points de la substance corticale (Daunic) fréquemment aussi dans la substance glomérulaire (Rayer).

Le tubercule s'étend par sa périphérie, et dans cette extension les cellules des tubuli contorti jouent le plus important rôle, d'après Baumgarten. Le bacille de Koch irrite par sa présence les cellules, les noyaux des épithéliums présentent des figures karyokinétiques ; des cellules nouvelles se forment, s'accumulent. La paroi du tube contourné cède devant cette pression ; les granulations voisines se rejoignent alors ; bientôt après ces cellules épithélioïdes revêtent l'aspect d'éléments embryonnaires.

Telle est la théorie de Baumgarten. Brault, dans le *Traité de médecine*, donne la description qui suit : « Quand un tube urinifère est envahi par les bacilles, les cellules, après

une phase d'irritation très courte, se gonflent, se caséifient
et forment une masse protoplasmique sans séparation distincte
du centre de laquelle on trouve quelquefois des bacilles tuberculeux. Le plus souvent de fines granulations, où les éléments
les plus nombreux sont représentés par des cellules lymphatiques, occupent les espaces intertubulaires et contiennent des
cellules géantes. Dans cinq cas sur cinq de tuberculose miliaire du rein, la présence des bacilles au centre de ces granulations et dans les cellules géantes était manifeste. Enfin,
dans deux cas d'infiltration tuberculeuse confluente, de gros
tubercules situés près du bassinet contenaient quelques bacilles. On peut conclure que la présence des bacilles dans les
jeunes tubercules est presque constante. C'est aussi l'opinion
de Cornil et Babès. »

Nous savons qu'aux granulations élémentaires peuvent
succéder des tubercules plus volumineux. On peut accepter
que les gros tubercules proviennent d'embolies bacillaires
remontant sans doute à une époque lointaine. La distribution
de ces embolies est irrégulière ; elles se font en un point quelconque du rein et de l'appareil urinaire.

Au total, tuberculose rénale primitive, tuberculose rénale
secondaire.

1° *Primitive.* — Survient chez un individu indemne de
toute lésion tuberculeuse en évolution actuellement. Le point
de départ peut être le rein ou la vessie. Son existence est dé-
montrée par de nombreuses observations ou autopsies. L'infection s'opère par la voie sanguine (Durand-Fardel, Baumgarten, Albarran). De la substance corticale, elle gagne la
médullaire, les bassinets, l'uretère et la vessie (par la muqueuse). Elle suit donc une marche ascendante (Israël).

2° *Secondaire.* — Survient chez un individu présentant des
lésions bacillaires en évolution. Le foyer primitif est quel-

conque : poumons, articulation, ganglions...., presque toujours c'est l'appareil génital de l'homme. Le début peut se
faire par la vessie, c'est le plus fréquent, et la tuberculisation
du rein s'opère alors par la voie ascendante.

Dans quelques cas, le rein débute, on commence par la
tuberculose rénale secondaire pour aboutir à la tuberculose
urinaire secondaire descendante (Vigneron).

V

SYMPTOMATOLOGIE

Il y a lieu d'abord de distinguer deux périodes : la période de début et la période d'état. Avant d'étudier les signes de l'une et de l'autre, un mot de la tuberculose rénale aiguë.

1° Tuberculose rénale aiguë. Cette forme, comme dit Le Dentu, n'a pas d'existence clinique. Elle constitue en effet un accident, un épisode et rien de plus au cours d'une affection généralisée qui l'englobe : les signes rénaux sont masqués au milieu des phénomènes pulmonaires, nerveux, pleuraux, typhiques..... de la phtisie aiguë. Deux choses peuvent faire admettre que le rein est atteint dans la granulie : ce sont les hématuries d'une part, uniques et répétées, et l'albuminurie d'autre part, encore que ce dernier symptôme soit très peu probant, puisque l'albumine appartient à la généralité des maladies infectieuses.

Plus intéressants, plus complets sont les symptômes de la tuberculose rénale chronique.

2° Tuberculose rénale chronique. a) Période de début. Le plus souvent, le début est latent ; un très grand nombre de tuberculoses rénales passent inaperçues au début ; les symptômes ne commencent à s'accentuer et à se synthétiser qu'à une époque assez avancée de l'évolution, lorsque de médical, comme le dit Brissaud, le rein tuberculeux est devenu chirurgical. Ici, les antécédents héréditaires prendront une place prépondérante et l'on tiendra un grand compte de la bacillose des parents, de la bacillose personnelle et aussi des antécédents génito-urinaires du sujet.

Alors, dit Tuffier, la néoplasie s'affirme par des phénomènes congestifs : *polyurie limpide, fréquence des mictions.* Guyon accorde à la fréquence de la miction une exceptionnelle importance ; elle existe en effet seule pendant très longtemps à l'exclusion de tout autre phénomène.

La polyurie limpide, par accès, a une grande importance. A ces deux symptômes, du début tout à fait, on en peut ajouter un troisième, peut-être moins précoce, en tout cas d'une valeur indiscutable : *C'est l'hématurie.* Smith la considère comme symptôme du début, et Guyon l'a comparée, comme on l'avait fait pour la tuberculose vésicale, à l'hémoptysie prémonitoire, congestive, d'invasion, de la tuberculose pulmonaire. Vigneron, à son tour, l'a trouvée chez un certain nombre de malades comme premier symptôme en date, et il pense qu'on la retrouverait plus souvent, si on remontait suffisamment dans le passé du malade et si celui-ci se rappelait cet insignifiant pissement de sang, survenu sans douleur, intermittent et transitoire.

Donc, au début, les symptômes sont la fréquence de la miction, la polyurie limpide, l'hématurie.

b) Période d'état. L'ensemble symptomatique est complexe. Pour l'étudier avec fruit, nous le diviserons en signes fonctionnels et signes physiques. Or les signes physiques peuvent être tirés de l'apparition d'une tumeur rénale ou lombaire, de l'envahissement des lombes par l'œdème.... les signes fonctionnels de la douleur unique ou multipliée, de l'hématurie, des urines, de l'état général.....

1° *Douleur.* — C'est pour Le Dentu le plus important des signes rationnels à la période d'état. Cette douleur peut être localisée au rein, ou bien irradiée dans les parties voisines. Variable comme siège, elle l'est aussi comme **caractère**, comme date d'apparition.

On a voulu en faire un symptôme de début ; dans un cas de Vigneron, les premières douleurs dataient de 5 ans ; de 6 ans dans plusieurs cas de Bardenheuer, Polaillon, Tuffier ; elle remontait à 9 ans dans un cas de Czerny, à 12 ans dans un cas de Czerny et un autre de Monod. Il nous paraît bien forcé de les attribuer à une localisation tuberculeuse dans le rein. Ne pourraient-elles point être dues à de petits calculs rénaux ? Dans notre observation, c'est sûrement à la formation du calcul trouvé dans le parenchyme rénal qu'on doit rapporter les douleurs rénales précoces signalées.

Puis ces douleurs sont beaucoup trop anciennes, et, pour qu'elles puissent avoir une valeur réelle, il faut qu'elles ne précèdent les autres symptômes que de quelques mois à un an au plus. Quoi qu'il en soit, à la période d'état le plus souvent elles existent.

Elles sont dues, d'après Bardenheuer et Kuster, à l'envahissement du bassinet et aux lésions de nerfs qu'il contient.

En certains cas, souvent même, les douleurs manquent.

Au point de vue de leur apparition, les douleurs sont donc exceptionnelles au début, peuvent ne pas exister, mais le plus souvent constituent un signe rationnel important.

Les caractères de la douleur sont d'une excessive variabilité. Chez l'un, c'est un endolorissement passager ; chez un autre, une sensation de brisure, d'accablement, de lourdeur, dans les lombes ; chez le troisième, ce sera une douleur vive, aiguë, intermittente. ., chez d'autres, lancinante, térébrante, continue. Le plus souvent elle est soumise à des exacerbations qui simulent les coliques néphrétiques : de la région lombaire, elle irradie vers l'hypogastre, les cuisses, les organes génitaux. On voit des patients tordus par une morsure vive au niveau de leur rein, s'incliner du côté malade, soutenir leur rein avec la main, enfoncer, en marchant, leur poing dans la région lombaire et le flanc correspondant.

C'est que la marche, la pression, le décubitus latéral, tantôt l'exaspèrent, tantôt sont sans influence aucune.

En elle cette douleur n'a rien de caractéristique, rien ne la différencie des douleurs qui peuvent avoir le rein pour siège.

Tantôt simple endolorissement, tantôt douleur vive et intermittente, elle peut aussi revêtir le complexus symptomatique de la colique néphrétique. Ces cas-ci, pour Tuffier, n'apparaissent qu'à une période avancée de la maladie, alors que des grumeaux plus épais ou que des concrétions phosphatiques seront éliminés par l'urèthre. A tout autre période, Tuffier considère cette douleur comme ne différant pas de toute douleur accompagnant une affection inflammatoire, un état congestif aigu quelconque. Il signale des accès douloureux très intenses, coïncidant surtout avec la menstruation, sans que pour cela il y ait une cause de distension rénale : là encore c'est de la congestion aiguë.

Quoi qu'il en soit, les irradiations douloureuses sont très fréquentes et égales aux douleurs localisées au rein seul. Elles n'apparaissent qu'à une période très avancée de la maladie, quand les tubercules sont ramollis et engagés dans l'uretère. La douleur irradiée ne dure en général que quelques secondes, mais elle est déchirante et tellement vive et intense qu'elle provoque les cris des malades. Elle irradie de haut en bas, de droite à gauche, de gauche à droite, mais exceptionnellement de bas en haut : elle se propage en ceinture, elle descend vers l'aine, elle descend vers le testicule qu'elle fait remonter à l'anneau, elle atteint le membre inférieur.

Ainsi donc, les tuberculeux rénaux ressentent une douleur lancinante ou gravative dans la région lombaire, mais qui n'indique pas toujours la présence d'un dépôt tuberculeux dans le rein (Roger). La douleur augmente pendant les périodes de rétention, et cesse quánd survient une débâcle d'urine, de pus, de débris épithéliaux et caséeux. En d'autres circonstances, quand la maladie est très avancée, à la suite de la fonte et de la caséification des tubercules, des parties solides s'engagent dans l'uretère et produisent une douleur semblable à celle de la colique néphrétique (Tuffier, Dreyfus-Brisac, Mourrie).

Les mêmes accidents peuvent produire au moment de l'évacuation de petits caillots de sang. La douleur peut persister après les abcès, s'irradier vers les cuisses et donner aux malades une attitude caractéristique.

2° *Hématurie.* — Nous avons déjà dit que, dans les phases initiales de l'affection, des hématuries pouvaient se produire. Nous avons dit qu'elles représentaient alors des hémorragies d'ordre fluxionnaire et congestif, comme on en observe à la première période de la tuberculose pulmonaire.

En pleine maladie confirmée peut subvenir l'hématurie, signe important, à la condition qu'il présente avec les caractères de toute hématurie rénale quelques caractères à lui particuliers. Elle est spontanée, intermittente dans son apparition, passagère (Le Dentu). Elle se réduit souvent à peu de chose, colore à peine l'urine. Il s'en faut que le sang colore toujours l'urine en rouge sombre ou en noir, à cause de son séjour plus ou moins prolongé dans la vessie. La vessie l'expulse très vite. De là, du reste, des erreurs comme celle que rapporte Le Dentu : « J'ai fait, dit-il, il y a deux ans, la taille hypogastrique à un malade qui ne présentait d'autres symptômes que des hématuries répétées. Jamais les explorations les plus attentives du côté des reins n'avaient révélé aucun signe de lésion de ces organes. Or la vessie était à peu près saine, sauf un peu de congestion du col, et, la guérison n'ayant pas été obtenue, je suis resté convaincu que les émissions de sang étaient dues à une tuberculose rénale latente. »

Tuffier insiste aussi sur ce mélange intime du sang et de

l'urine, qui rapproche alors l'hématurie de celle des néoplasmes de la vessie.

Cette hématurie rénale est donc spontanée, survient, disparaît, revient, capricieuse en son allure, fantaisiste en sa durée, parfois insignifiante. Elle est si réduite parfois qu'on doit avoir recours pour la décéler à l'examen microscopique. Elle survient sans cause et s'en va de même, sans tenir nul compte de la marche, de la fatigue, ou au contraire de l'immobilité et du repos. Elle peut durer quelques heures ou cinq ou six jours, même trois mois (cas de Czerny). C'est donc une hématurie fantaisiste et qui diminue de fréquence, d'intensité avec l'aggravation et l'évolution des lésions tuberculeuses.

3° *Urines.* — Les caractères de l'urine sont très importants. Elles sont limpides au début, puis franchement purulentes. La pyurie est en règle générale constante. Les urines sont troubles : troubles au moment de la miction, elles restent troubles après l'émission. Au repos, dans un vase, leur aspect est pathognomonique d'une affection rénale. Voici ce qu'on observe : au fond du vase on a une couche blanchâtre, crayeuse, grisâtre ; ce dépôt gluant et épais peut présenter une hauteur de plusieurs centimètres, hauteur qui peut augmenter de beaucoup plus encore, à mesure qu'on s'approche de la période terminale. Cette proportion si forte de pus indique, à elle seule, qu'on a affaire à une lésion rénale. Cette purée grisâtre, parsemée de stries sanguinolentes, quelquefois stratifiées, est surmontée par le reste de l'urine, opaque et trouble. Ce sont les urines rénales uniformément louches, avec au fond du vase du pus « que les urines déposent, qui est grisâtre, séreux, sans consistance, fétide, quelquefois sanguinolent, d'autres fois blanchâtre, visqueux, épais, avec des concrétions lymphatiques ou, comme dit Paré, avec de petites pellicules, portions de chair et filaments rougeâtres. » (Chopart.)

4

Densité normale. Chimiquement, elles sont acides ; on y trouverait de l'albumine, d'après Legendre et Revilliod ; très rarement, au contraire, pour Tapret et Lacombe. Les urines rénales, dit Le Dentu, sont albumineuses, mais il ne faut pas oublier qu'elles contiennent du pus et du sang. La valeur séméiologique de cette albuminurie est des plus complexes. Pour d'aucuns, une quantité supérieure à 2 grammes indique une affection médicale des reins et peut-être une dégénérescence amyloïde de l'autre. Brissaud, plus explicite, dit que quand un phtisique est albuminurique, il faut chercher autre chose chez lui que la tuberculose rénale, la néphrite parenchymateuse ou le diabète albuminurique par exemple. C'est aujourd'hui l'opinion adoptée. Si les urines franchement purulentes renferment de l'albumine en faible proportion, il ne faut pas s'en étonner outre mesure. Mais, en toute autre circonstance, l'albumine indiquera à coup sûr la coexistence d'une néphrite chronique, d'une dégénérescence amyloïde (Le Noir). C'est donc au total aux lésions chroniques du rein qu'on doit attribuer l'albuminurie persistante signalée par Legendre, Revilliod, Cadet de Gassicourt.

L'urée est en quantité normale dans les urines rénales.

Il n'y a pas de sucre, mais un excès de phosphates, de phosphates ammoniaco-magnésiens surtout, et parfois d'urates.

L'examen chimique est donc absolument indispensable : les dosages des diverses substances énumérées constitue un des bons moyens d'assurer, non seulement le diagnostic, mais encore l'établissement des indications et des contre-indications.

Au microscope, les urines rénales contiennent du pus ; on y décèle des leucocytes, des globules de graisse, des globules rouges. Les cellules épithéliales, déformées, ratatinées, repliées sur elles-mêmes, y abondent. Chez la femme, on y voit des cellules de l'épithélium vaginal.

Bactériologiquement on décèle dans ces urines des bactéries à foison. Elles abondent, du reste, dans le produit d'excrétion et l'appareil urinaire. Dès que cet appareil est malade et lésé en un point quelconque, on y a trouvé la bactérie pyogène de Clado.

Quelquefois on y rencontre le bacille de Koch. Vigneron prétend que, rencontré, il permet de déterminer d'une façon définitive la nature de la lésion. Oui, sans doute, mais encore la présence du bacille n'a-t-elle qu'une valeur toute relative, puisqu'elle ne peut démontrer qu'une chose, que l'appareil urinaire en un point quelconque de son trajet est atteint de tuberculose.

Lichtheim et Friedlande, les premiers et sur le cadavre, retrouvèrent le bacille de Koch dans l'urine.

Sur le vivant, la découverte fut faite simultanément à peu près par Babès, Rosenstein, Leule, de Gennes (1883).

Le microbe de Koch peut être confondu avec le bacille du smegma d'Alvarez-Tavel.

Cette recherche certainement s'impose, mais souvent elle est négative. Tuffier prétend qu'on peut le rencontrer dans la moitié des cas, Vigneron seulement dans un tiers des cas : c'est là, du reste, la proportion donnée par le laboratoire de Necker. Le bacille ne se développe pas dans l'urine de l'organisme ; il est continuellement expulsé par l'urine ; voilà autant de raisons qui expliquent pourquoi il peut manquer et pourquoi les examens réitérés pour en déceler la présence sont d'une capitale importance.

Au microscope, on peut trouver aussi des débris de parenchyme rénal, des vestiges de destruction du rein sous forme de fibres élastiques.

Si les grumeaux de la couche purulente, de la grosseur d'une tête d'épingle, sont insolubles dans l'acide acétique, on peut affirmer la nature tuberculeuse de la lésion, disent Vogel et Lebert.

De tous les caractères tirés de l'étude de l'urine, sans conteste, le plus important est la présence du pus dans cette urine.

Cette pyurie présente trois grands caractères : « Elle est spontanée, constante et durable. » (Guyon.) Nous avons vu qu'elle pouvait être très abondante et qu'il y avait une corrélation entre cette abondance, cette augmentation et la marche envahissante des lésions tuberculeuses. Elle peut encore être intermittente, subir des variations de volume notable, tantôt diminuée, tantôt augmentée et brusquement changée en débâcle. En ces cas, elle s'accompagne de douleurs vives, locales et générales, d'anorexie, de malaise, de fièvre ; les produits infectieux sont retenus dans la poche rénale et infectent le reste de l'organisme. Dès que le malade urine du pus, il rentre dans un état satisfaisant.

Ainsi donc les urines généralement abondantes et limpides peu à peu changent d'aspect. Elles sont troubles et décolorées et restent telles après l'émission. Par le repos, elles abandonnent une couche plus ou moins épaisse de pus. Cette pyurie « spontanée, constante et durable » (Guyon), varie d'un jour à l'autre. Quand l'hématurie purulente est suspendue d'une façon complète, c'est presque toujours à la suite d'une infection uretérale. Le dépôt sanguinolent contient presque toujours des grumeaux assez nombreux. Chopart, Lebert, Vogel, attachaient une grande importance à ces grumeaux, dans le diagnostic de l'ulcère tuberculeux des reins. Le mélange de la matière tuberculeuse avec l'urine a d'ailleurs cela de particulier qu'on observe souvent de très notables différences dans la proportion de cette matière anormale, non seulement dans les diverses émissions opérées pendant plusieurs jours, mais encore dans les émissions d'une même journée (Rayer).

4° Nous avons étudié les symptômes qu'on peut tirer des douleurs, de l'hématurie, des urines ; il nous reste à développer les symptômes généraux et ceux qui découlent de l'étude des organes voisins du rein tuberculeux : le *rein du côté opposé*, la *vessie*, le *tube digestif*.

Ces phénomènes, déterminés par voisinage en quelque sorte, on a essayé de les faire rentrer dans le cadre des actes réflexes. Guyon a décrit des phénomènes douloureux de l'autre rein et du rectum qu'il désigne sous le nom de réflexes réno-rénal et recto-rénal.

Ces phénomènes sont très curieux et particulièrement intéressants. Ils sont dominés par le signe douleur. Et alors le rein malade subissant l'évolution tuberculeuse, l'autre rein, absolument sain, n'ayant subi aucune altération pathologique, est le siège de douleurs tantôt vives, tantôt sourdes. Nous avons décrit, en son temps, le symptôme douleur avec son mode d'apparition, ses caractères, ses formes. Tous ces caractères que nous connaissons, nous pouvons les voir réapparaître et s'appliquer en leur entier à l'organe indemne de toute lésion. On comprend combien est importante la connaissance de ce réflexe au point de vue du diagnostic et de la thérapeutique.

En général, l'ablation du rein tuberculeux fait cesser le réflexe. Tandis que ce réflexe réno-rénal peut être absent, le réflexe réno-vésical ne manque à peu près jamais. Il est même un signe précoce de l'invasion tuberculeuse. En d'autres cas, dit Tuffier, c'est la cystite qui a bien ouvert la marche, mais les symptômes fonctionnels sont atténués et ont disparu sous l'influence d'un traitement. Selon Beale, ce réflexe se traduirait surtout par de la douleur, il serait alors fréquent d'observer une douleur sympathique du côté de la vessie, sans aucune altération de cet organe. Lecorché n'admet pas qu'il n'y ait pas d'altération vésicale. Pour lui, cette douleur serait toujours le symptôme d'une lésion tuberculeuse vésicale. Le Dentu, plus éclectique, admet que d'une part la tuberculose peut avoir gagné le réservoir urinaire, mais qu'il est néanmoins incontestable que la tuberculose rénale provoque souvent l'irritabilité réflexe du col, irritabilité qui peut devenir très pénible.

A côté de la douleur, l'inflammation du rein peut déterminer la fréquence des mictions, l'impossibilité de les retarder.

Cette triade de réflexes vésicaux, mictions impérieuses, douloureuses, fréquentes, joue un grand rôle pour Beale, Newmann, Clarke, Roberts.

Cette douleur serait très variable, pour eux, changeante et mobile ; parfois c'est à peine « une sensibilité morbide de l'hypogastre », en d'autres cas l'urination s'accompagne d'une sensation de brûlure atroce dans le canal, sensation qui peut persister plus aiguë ou cesser brusquement avec les dernières gouttes d'urine. La chaudepisse aiguë, cordée, sous sa forme la plus douloureusement connue, n'est que peu de chose auprès de ces sensations qui font dire au malade « qu'on lui tord, qu'on lui déchire, qu'on lui arrache la vessie. »

On conçoit que ces douleurs s'accompagnent d'un violent ténesme anal, d'une sensation de déchirure dans le rectum et l'anus. La prostate même peut devenir douloureuse.

Si la miction est douloureuse, elle est fréquente, constante même pour Tuffier dans la tuberculose rénale, et dans les cas douteux elle permet de distinguer cette affection d'un néoplasme du rein ou d'une pyélo-néphrite simple. Tantôt le malade pisse 7 ou 8 fois le jour, 4 à 6 fois la nuit ; tantôt toutes les heures, tous les quarts d'heure même, parfois après quelques minutes de répit. Enfin, la miction douloureuse, fréquente, est constamment impérieuse. Le malade peut ne pas pisser. La vessie se contracte subitement et instantanément, et livre passage à l'urine. L'incontinence et la rétention ont été exceptionnellement observées. Ces troubles vont en général s'aggravant de plus en plus.

Cette série de symptômes réflexes constitue, nous l'avons dit, pour les auteurs anglais, un véritable signe diagnostique. Pour eux il y a là seulement des actes réflexes, et pas autre chose. Néanmoins, pour d'autres auteurs et plus particulièrement pour Tuffier, cette pathogénie ne saurait être invoquée. Déjà chez ce malade de Morris qui urinait environ 160 fois par 24 heures, on trouva à l'autopsie des granulations rares et récentes dans le réservoir urinaire. Tuffier, chez une femme atteinte de tuberculose rénale très douloureuse, avec fréquence de la miction, pratiqua la néphrectomie. La malade guérit, mais les besoins d'uriner ne furent modifiés en aucune façon par l'intervention sur le rein. Or il y avait chez cette malade un début de tuberculose de la vessie. Ainsi donc, la néphro ou la néphrectomie peuvent ne pas diminuer la fréquence et la douleur de la miction ; ainsi donc ces actes réflexes et sympathiques ne jouent pas tout le rôle ; et si ces signes accompagnent la tuberculose rénale, c'est qu'ils indiquent que la vessie est prise. Nous nous rangeons par cette pathogénie, et en raison des faits positifs et décisifs déjà observés, à l'opinion qui admet la concomitance des lésions et qui par cette concomitance supprime les actes sympathiques d'application pathogénique facile, mais d'application scientifique difficile et obscure.

La coïncidence de l'inflammation de la vessie, et notamment de la cystite tuberculeuse avec la dégénérescence tuberculeuse des reins et de leurs conduits excréteurs, explique, dit Roger, pourquoi on a observé quelquefois une sensibilité morbide dans l'hypogastre, des douleurs plus ou moins vives, avant, pendant, et après l'évacuation d'urine dont les émissions sont peu abondantes et très répétées, et plusieurs autres symptômes communs à toutes les espèces de cystites. Pour nous comme pour Guyon, Tuffier, la fréquence des mictions est ainsi que pour Rayer, et, contrairement aux auteurs anglais, l'indice, en même temps que d'une tuberculose rénale, d'une cystite tuberculeuse au début.

Les symptômes tirés de l'état général n'ont rien de caractéristique et de spécial. Au début, ils sont bien peu accentués, même après la période d'installation de la lésion, puisqu'on a vu guérir des reins tuberculeux, à l'insu du malade et du médecin. Puis ils se confondent avec les symptômes des affections tuberculeuses chroniques avec fièvre hectique, sueurs nocturnes, amaigrissement... A l'infection tuberculeuse peut s'ajouter l'infection par rétention des produits toxiques emmagasinés dans le rein, ou encore l'empoisonnement par les toxines sécrétées par les microbes pathogènes. On aura alors de l'anorexie, des vomissements, de l'insomnie, des signes de pyohémie ou de septicémie, des frissons, alternant avec des sueurs, la langue rouge, sèche, râpeuse, des oscillations thermiques exagérées.

Tout ce cortège symptomatique, du reste, n'a rien d'exclusif : il peut ne pas apparaître, mais, quand il existe, il peut éclairer et diriger les indications qu'on a d'agir ou de ne pas agir.

A ces symptômes fonctionnels de valeur inégale, comme nous l'avons montré, mais qui, réunis en faisceau et groupés de certaine manière, permettent de bien saisir l'allure générale et l'évolution des lésions rénales tuberculeuses, nous devons joindre, pour être complet et pour bien montrer objectivement cette lésion envahissante, les symptômes physiques.

D'après Dickinson, le rein tuberculeux arriverait rarement à former tumeur.

Newmann, au contraire, pense qu'il y a assez tôt une augmentation de volume légère, mais appréciable du rein.

Pour Le Dentu, pas tout à fait au début, mais peu de temps après la tuberculisation du rein, l'exploration des organes accessibles à l'examen donne de bons résultats. Le rein, en effet, à peine augmenté de volume tout d'abord, acquiert bientôt des dimensions considérables.

La vérité est que le rein peut être augmenté de volume en certains cas, qu'en d'autres l'augmentation ne peut être reconnue à la palpation. Tuffier a vu une volumineuse tuberculose du rein qui s'était développée du côté du diaphragme et inaccessible objectivement. A côté de ce fait, on apprécie très bien des pyélo-néphrites. On a affaire alors à une tumeur lisse, arrondie ou rarement mamelonnée.

On arrive à bien préciser ces signes physiques par la vue, le toucher, la palpation bimanuelle, le toucher rectal.

On verra, au niveau des lombes, une tumeur, un gonflement insolite atteignant parfois, même le dépassant, le niveau de l'ombilic, descendant jusqu'à la fosse iliaque. On verra cette tumeur soulevant les parties molles depuis les dernières côtes jusqu'à la crête iliaque, tantôt tendue, tantôt diminuée de volume après une débâcle urinaire. On verra parfois de l'œdème par compression, comme l'a démontré Gauthier. On palpera la région lombaire, on percutera pour constater l'augmentation ou la diminution de volume de la matité de la voussure, et partant les variations diverses des crises rénales.

On s'attachera surtout à l'exploration bimanuelle. Le professeur Guyon a magistralement développé les avantages considérables de ce mode d'exploration (*Diagnostic des affections chirurgicales des reins*, Paris, 1891), sa technique, son mode d'emploi.

On sentira dans la région lombaire, quelquefois dans la région abdominale antérieure, une tumeur solide, rénitente ou fluctuante, ordinairement douloureuse à la pression, tout à fait analogue à une pyonéphrite simple.

On reconnaîtra par ce toucher lombo-abdominal, bimanuel ou simple, un uretère induré, parfois dévié, sous forme d'un cordon dur, bosselé, volumineux, parcourant la fosse iliaque.

Le toucher rectal complètera enfin les signes physiques, combiné avec l'exploration de l'urèthre : la prostate, les vésicules séminales, la vessie, l'urèthre lui-même apporteront leur contingent de symptômes (Le Dentu).

VI

MARCHE. — DURÉE. — TERMINAISON. PRONOSTIC.

L'évolution de la tuberculose rénale peut être rapide, lente ou conduire à la guérison. En un an elle peut tuer le malade par généralisation. Le plus souvent quand même, elle persiste un an, deux ans et plus. Voici la statistique de Roberts :

Sur 32 malades,

5 sont morts six mois après la constatation des lésions ;

5 autres entre cinq et douze mois ;

3 dans l'espace d'un à deux ans ;

1 seul a vécu au delà.

Toutes proportions gardées, la tuberculose du rein marche plus vite que celle de la vessie. En d'autres cas, elle guérit. Il n'est pas douteux, en effet, que la tuberculose rénale ne soit curable. Elle l'est dans les conditions que voici : le foyer est peu étendu ; la maladie peu avancée ; les lésions ne sont pas graves ; il n'y a pas de symptômes très nets ; l'état général est en excellente situation. Le Dentu a observé très nettement une guérison chez une malade qu'il guérit d'accidents uretéro-vésicaux par la taille vésico-vaginale, suivie de l'établissement d'une fistule vésico-vaginale temporaire.

Le plus souvent, comme pour les poumons, c'est chez Morgagni qu'on constate la guérison, qui du reste suit le processus curatif habituel par calcification ou formation de tissu fibreux.

Les tuberculeux rénaux meurent de septicémie, de tuberculose généralisée, de cachexie due à la suppuration prolongée, à l'insuffisance rénale, aux troubles digestifs. La terminaison fatale n'arrive pas du reste généralement sans répits, sans périodes de calme relatif. Parfois, en effet, il se fait une vraie débâcle, une réelle décharge de produits toxiques, de pus : une tumeur se vide ; un uretère dilaté, imperméable, se désoblitère ; les urines retenues, purulentes, fétides, qui intoxiquaient le patient, sont évacuées. Alors un mieux passager vient encourager un instant le malade.

D'autres fois, chez un tuberculeux à lésion rénale uniforme et continue dans sa marche, éclate la fièvre, apparaissent les frissons ; tantôt un abcès se forme, périnéphrétique, qui envahit les lombes ; tantôt le malade septicémisé meurt sans que le chirurgien ait pu intervenir. Du reste, même après l'intervention, la fistule va tuer le malade.

Rarement c'est par urémie que succombent les malades, bien que Tuffier ait vu, chez un de ses malades, se développer tous les symptômes terminaux du mal de Bright.

De l'étude précédente, il ressort ce fait que la tuberculose rénale a un pronostic très grave. La curabilité existe, mais elle est exceptionnelle. La lenteur extrême de la marche chez certains arthritiques adoucit un peu la rigueur du pronostic, et atténue un peu le danger qu'elle comporte. Mais alors l'apparition de la fièvre, l'apparition des troubles digestifs sont toujours de fâcheux indices qui précipitent l'évolution de la lésion, ou qui indiquent qu'elle va se précipiter.

La forme pyélo-néphrite, avec distension, est, d'après Tuffier, particulièrement grave. D'une façon générale on peut conclure que, primitive ou secondaire, la tuberculisation du rein amène des troubles sérieux, des accidents compromettants dont le résultat définitif est la terminaison fatale à bref délai.

Mais on sait aujourd'hui que cette évolution n'est pas fatale. Quelquefois, rarement il est vrai, les granulations, au lieu de se ramollir, peuvent se crétifier et se transformer en un véritable calcul rénal enchâtonné ; les cavernes elles-mêmes, après une période de marche extensive, laissent échapper le pus, la masse caséeuse et l'urine qui formaient, dans leur cavité, un putrilage sanieux. Leurs parois se détergent et des bourgeons charnus de bon aloi remplacent sur leur face interne les granulations disparues. Ainsi la perte de substance se comble petit à petit, et ne laisse plus, comme trace de son existence ancienne, qu'une cicatrice conjonctive plus ou moins apparente, ou bien un kyste à parois indurées, limité par le tissu sain, mais à la périphérie duquel le rein s'atrophie par une sorte de rétraction inodulaire de son parenchyme. » (Le Dentu.)

Donc début latent et insidieux : hématuries, polyurie, albuminurie. Souvent les premiers symptômes observés sont ceux de la période d'état qui vont en s'accentuant, avec des périodes d'accalmie et d'exacerbation. Puis apparaissent les symptômes généraux : fièvre hectique ou septicémique, amaigrissement, cachexie ; les symptômes de complication : rétention rénale, anurie, abcès périrénaux (de nouveaux foyers tuberculeux infectant l'organisme).

Les guérisons se comptent (Madelung). La durée d'évolution est variable. Les formes secondaires et descendantes marchent plus vite que les primitives et ascendantes. La mort, terminaison presque nécessaire, survient au bout de deux à six ans. La chirurgie semble actuellement en état de jeter une note moins triste sur ce pronostic (Vigneron).

VII

DIAGNOSTIC

Il importe de dépister la tuberculose rénale prémonitoire, à la période d'invasion, parce qu'on peut alors, sinon tenter une opération sanglante, du moins poser un traitement hygiénique et thérapeutique. Plus tard, à la période d'état, la différenciation sera à rechercher entre divers états pathologiques, et le diagnostic aura pour but de reconnaître le degré et l'importance des lésions. Étudions d'abord le diagnostic à la période prémonitoire. Nous aborderons ensuite le diagnostic à la période d'état.

1° PÉRIODE PRÉMONITOIRE. — Pour beaucoup de chirurgiens, Morris entre autres, le diagnostic à cette époque ne peut se faire ; en tous cas, il est d'une difficulté extrême. C'est alors surtout qu'on s'aidera des données étiologiques que nous avons indiquées : de l'âge du malade (fréquence entre vingt-six et trente-six ans) ; du sexe (prédisposition du sexe féminin) ; des antécédents héréditaires ou personnels ; des causes banales (surmenage) ; des causes prédisposantes directes et locales (contusions, traumas) ; des maladies infectieuses antérieures.

Les douleurs vagues et légères, l'endolorissement initial, seront différenciés du lumbago brusque, consécutif à un effort ou à un refroidissement, différenciés aussi des névralgies lumbo-abdominales aux points douloureux précis et bien localisés.

Du reste, ce seul symptôme douleur ne peut servir à grand'-

chose, et l'on ne pourra établir sérieusement un diagnostic que lorsque l'hématurie apparaîtra. Or, dans ce cas-ci, il s'agira de différencier l'hématurie due à la tuberculose rénale, de l'hématurie de l'hypertrophie prostatique ; de celle de la cystite aiguë; de celle des calculeux vésico-rénaux ; de celle des individus à néoplasmes rénaux, vésicaux; de celle de la bacillose vésicale. Le pissement de sang de l'hypertrophie prostatique aiguë et de la cystite aiguë se différenciera aisément du pissement du rein tuberculeux.

Calculs vésicaux. — Après une longue promenade, une journée de chasse, une course en voiture, à cheval, en bicycle, le malade pisse le sang. L'hématurie peut persister toute la nuit ; puis, au réveil, les urines sont à peine teintées, ou même limpides. Renouvelle-t-on fatigues ou excès ? Même accident se produit. L'hématurie des calculeux vésicaux a donc ce signe pathognomonique créé et suscité par le mouvement ; elle ne cesse et ne s'atténue que par le repos. En d'autres circonstances, sans excès et sans fatigues, après la miction, une vive douleur fait violemment contracter l'urèthre, et avec les dernières gouttes sont douloureusement expulsées quelques gouttes de sang, ou bien un jet très franc coloré en rouge. En général, dans le décubitus dorsal tout ce pissement sanglant disparaît et se montre dans la station debout. Puis enfin, il n'y a jamais de caillots, indice d'une hémorragie considérable.

Néoplasmes vésicaux. — Ici l'hématurie est isolée ; unique, elle existe à l'exclusion de tout autre trouble fonctionnel. Elle est spontanée, le matin, au réveil, après le repos ; ou dans la journée sans fatigue, sans travail, le malade pisse sans douleur, sans difficulté aucune, une certaine quantité de sang. Le moindre cathétérisme, le lavage le plus incomplet, amènent le sang, l'écoulement est toujours le même, assis ou

debout, dure des journées entières, des semaines, des mois....,
les pissements reviennent par accès, sans cause le plus souvent ou souvent la plus futile. L'accès disparu, ils attendent
à se produire, des semaines, des mois, des années. Les accès
se rapprochent à mesure que les lésions s'aggravent. L'urine
est plus colorée à la fin qu'au commencement de la miction :
le sang rendu est abondant. Des caillots peuvent se former,
être expulsés : rouges, noirs ou colorés et venir colorer le
fond du vase, ou s'arrêter dans l'urèthre et causer de graves
rétentions.

Tuberculose vésicale. — Précoce, l'hématurie constitue une
vraie hémoptysie, spontanée, peu abondante. L'hématurie arrive à la fin de la miction, disparaît sans motif, capricieuse et
fantasque, comme dans les cas de tumeurs, mais s'en différencie toujours par sa petite, toute petite quantité. Les mictions sont de plus en plus rares, et sont disparues à la période
d'état. On peut se servir du cystoscope (Albarran, *Tumeurs
de la vessie*, 1892).

Calculs rénaux.— Symptôme fréquent, mais non constant.
Peu abondante, peu durable, l'hématurie ne s'accompagne pas
ou peu de caillots sanguins. On rencontre dans l'urine des
cylindres hématiques formés par des files de globules rouges,
vrais moules des tubes urinifères et pathognomoniques de
l'origine rénale. Ce qui lui est spécial, c'est l'apparition et
l'exacerbation pendant la marche, le mouvement, les efforts,
les manipulations nécessitées pour l'exploration du rein, la
période digestive (Rayer). Les crises douloureuses s'accompagnent souvent d'hémorragies, avant, pendant et après
l'accès (Guyon).

Contusion rénale. — L'hématurie suit immédiatement le
trauma ; rarement elle apparaît huit à dix jours après : origine

vésicale ; même conclusion, si le sang apparaît après distension forcée ou palpation recto-abdominale. Il y a lieu de recourir en outre au cathétérisme des uretères, à l'endoscopie. « Ce qui appartient presque en propre aux hémorragies du rein, ce sont les brusques disparitions suivies de prochain retour. » (Guyon.)

A l'aide de ces données, de ces manœuvres, de ces artifices d'investigation, nous concluons que l'hématurie est localisée au rein. Encore faudra-t-il différencier l'hématurie de la néphrite infectieuse, de celle du purpura, de la diathèse hémophylique ; ici point de difficultés grâce aux symptômes concomitants. Ce qui reste obscur, c'est le diagnostic du calcul d'avec celui du tubercule. Or le calcul fait une hémorragie qu'influence le mouvement, le choc, la fatigue, qu'atténue le repos. On a dit que les calculeux rénaux émettent peu sang, et Tuffier a vu des hématuries abondantes avec caillots persister pendant plusieurs semaines chez les calculeux. Le plus généralement, le calcul fait un pissement de sang sans pyélo-néphrite, sans purulence de l'urine : ce que réalise le tubercule rénal. Malgré la recherche souvent négative du bacille, les inoculations, l'état général, souvent on hésitera, et en cas d'extrême doute on aura recours, en analyse dernière, à l'inoffensive incision exploratrice lombaire, qui, d'exploratrice, et après examen, pourra devenir radicale et curatrice.

Quel est le rein atteint ? On fera grand cas de la localisation des douleurs, se souvenant des actes sympathiques et réflexes, déjà décrits. On usera de l'exploration rectale, de la compression uretérale intra ou extravésicale, de la dilatation de l'uretère féminin. N'a-t-on pas même proposé la taille hypogastrique ou vaginale ? Stein n'a-t-il pas inventé un entonnoir qui reçoit séparément les deux uretères ? La cystoscopie (Nitze, Fenwick, Albarran) peut donner quelques résultats.

2° PÉRIODE D'ÉTAT. — A la période d'état, la tuberculose rénale se traduit par de la pyurie consécutive à une pyélonéphrite, par une tuméfaction rénale, par les divers symptômes que nous avons longuement étudiés. Reprenons ceux qui peuvent nous aider dans le diagnostic.

Pyurie. — La pyurie trouble est caractéristique d'une tumeur rénale. Cette coloration est laiteuse, variant du blanc gris au vert, et elle reste telle. Les cystites au contraire laissent un dépôt purulent au fond du vase avec au-dessus une urine après repos. Elle peut augmenter d'intensité avec le temps et être formidable.

Plaies du rein. — Les plaies superficielles ne s'accompagnent pas d'hématurie ; si la déchirure est profonde, elle est peu abondante.

Pyélo-néphrites. — L'hématurie survient rarement ; elle est peu abondante et réduite à des stries de sang.

Tumeurs malignes du rein. — L'hématurie ne manque guère que dans le quart des cancers, la moitié des sarcomes et les trois quarts des cas de néoplasmes chez l'enfant. Absolument spontanée, non influencée par le repos ou le mouvement, elle est précédée d'une sensation de pesanteur et s'accompagne d'un certain bien-être. Le sang est mélangé à l'urine, sa coloration varie du rouge au brun, et le mélange uniformément coloré peut contenir de longs caillots cylindriques et blancs, moules de l'uretère et expulsés avec douleur. Au milieu des caillots, très rarement, sont des fragments de la tumeur, fréquemment des blocs de fibrine décolorés. Il y a enfin de vraies crises, apparaissant à de lointains intervalles.

Tuberculose rénale. — L'hématurie a été décrite précédemment.

Ainsi donc, un malade ayant pissé du sang et une lésion rénale étant soupçonnée, nous sommes en mesure de répondre à la triple question : D'où le sang vient-il ? Quelle est la lésion rénale ? Quel est le rein malade ?

En effet, nous pouvons dès l'abord localiser le point de départ de l'hémorragie dans le rein, nombreuses sont les hématuries d'origine prostatique ou vésicale. L'urèthre antérieur et le postérieur donnent lieu à un pissement de sang passager, au commencement et la fin de la miction. L'examen de la prostate, le toucher rectal, le cathétérisme suffisent à éliminer les hématuries des prostatiques.

Les cystites aigües et chroniques s'accompagnent de pyurie et de polyurie. Les calculs ont leurs symptômes propres, le repos fait disparaître l'hématurie. On explore la vessie.

Dans la tuberculose vésicale, comme dans les néoplasmes du rein, les hémorragies sont spontanées ou intermittentes, peu abondantes, passagères. La prostate et le testicule sont généralement tuberculeux. On s'appuiera pour séparer l'hématurie d'un néoplasme vésical, d'une hématurie d'origine rénale, du saignement provoqué de la vessie, suivant la méthode de Guyon. On distend la vessie et on la lave. Si, après avoir soigneusement lavé la vessie, on voit sortir très colorées les dernières parties du liquide, on conclut à l'origine vésicale de l'hématurie. Même conclusion si le sang apparaît après distension forcée on palpation recto-abdominale. — Nous avons aux symptômes longuement insisté sur les caractères de cette pyurie rénale. Un symptôme pathognomonique est la disparition brusque du symptôme pyurie avec apparition immédiate d'endolorissement lombaire, de coliques néphrétiques et la brusque apparition de la pyurie avec la cessation passagère et intermittente des douleurs rénales. On affirme alors que la pyurie est d'origine rénale. On complète par l'examen microscopique et par l'addition d'ammoniaque à l'urine, on obtient un aspect gélatineux, s'il y a des globules purulents.

Pyélo-néphrite. — L'examen microscopique seul peut amener à poser le diagnostic de pyélo-néphrite tuberculeuse. La
pyurie présente trois caractères que nous avons indiqués. En
plus des cellules épithéliales isolées, des cylindres hyalins,
des cellules du bassinet ; en plus des fragments de tissu
rénal, des phosphates ammoniaco-magnésiens, du strepto-
coque, du coli bacille, des microcoques, on trouve, mais pas
toujours, le bacille de Koch. Le diagnostic reste donc très
difficile, puisqu'il s'agit d'une pyélo-néphrite qui n'est spéciale
que par l'infection spécifique. Pendant l'opération, pièces en
mains, le diagnostic est parfois impossible. Une pyélo-néphrite simple peut se transformer en une tuberculeuse ; une
cystite blennorrhagique sera le point de départ d'une infection bacillaire. Un cathétérisme maladroit et septique appor-
tera une infection secondaire à une tuberculose au début.
Sans doute, en ce cas, on se rappellera que la tuberculose
rénale présente des hématuries précoces répétées, qu'elle
peut survenir sans cause ; que dans la prostate, les vésicules,
on trouve des noyaux significatifs ; qu'enfin le bacille pourra
lever les doutes. Mais il n'est pas moins vrai que ces cas
complexes, mixtes, sont difficiles et presque impossible à
diagnostiquer.

Cystite chronique. — Pas de polyurie considérable. Deux
couches dans les urines, la supérieure étant claire. Toutes les
fois que, dans le cours d'une affection vésicale, on voit l'état
général du malade faiblir, on doit soupçonner une lésion rénale (Tuffier).

Le pus apparaît constamment dans le cours de la cystite.
L'expérience classique des 3 verres montre qu'il est surtout
abondant au commencement et à la fin de la miction.

Calculs vésicaux. — La présence d'un calcul dans la
vessie crée un état de réceptivité tout spécial au développe-

ment d'une cystite. Il ne reste plus alors qu'à grouper autour de cet accident, les symptômes antécédents du calcul pour faire le diagnostic.

Ainsi donc, pour poser un diagnostic en s'appuyant sur la présence du pus dans les urines, on éprouve le plus souvent de réelles difficultés. L'essentiel, le point capital, consiste à diagnostiquer la nature de l'infection ; on comptera médiocrement et sur la bactériologie de l'urine et sur les inoculations. Le microscope ne fournit pas souvent, en l'espèce, de résultats précis ; les inoculations n'en fournissent que tard, cinq ou six semaines après l'expérience. On s'attachera à différencier la pyélo-néphrite tuberculeuse de la pyélo-néphrite calculeuse sans chercher le diagnostic délicat et à peu près impossible de tuberculose chez un lithiasique, ou inversement. Sans grande peine on reconnaîtra les pyélo-néphrites vulgaires des cystites, des prostatites, des rétrécissements. Enfin on s'appuiera sur la marche aiguë des lésions, sur la maladie concomitante, pour affirmer la pyélo-néphrite des maladies infectieuses, de l'ostéomyélite, de la rougeole, de la scarlatine. Au total donc, le diagnostic s'appuie sur trois facteurs : état général, absence d'infection antécédente, lésion tuberculeuse concomitante.

L'hématurie, la pyurie, tels sont les symptômes qui nous ont servi à faire le diagnostic ; il nous reste un dernier symptôme à examiner : la tumeur rénale.

Tumeur dans contusions du rein. — Tantôt empâtement diffus faisant corps avec toute la fosse lombaire, empâtement plus ou moins dur, adhérent à la région : épanchement périrénal.

Tuméfaction facile à limiter, arrondie, mobile, susceptible de ballotter. Hémato-néphrose. Antécédents.

Tumeur dans lithiase rénale. — Les néoplasmes du rein

s'éliminent facilement par hématuries abondantes, volume considérable et fixe.

On diagnostique surtout la pyélo-néphrite simple de la calculeuse. Antécédents lithiasiques, influence du mouvement sur la douleur.

Tumeur dans pyélo-néphrite. — Ce sont les caractères des tumeurs du rein qu'on rencontre ici : saillie dans l'abdomen, sonorité antérieure, ballottement rénal. La tumeur est arrondie, ferme, rénitente, douloureuse spontanément ou à la pression. La douleur est intermittente.

Tumeur dans périnéphrite et phlegmon périnéphrétique. — La palpation révèlera toujours un empâtement, une résistance, une induration profonde qu'on localisera dans la région lombaire. La tumeur ne suit pas les mouvements respiratoires. La périnéphrite est une tuméfaction lombaire, tandis que la pyélo-néphrite est une tumeur abdominale.

L'hydronéphrose est franchement abdominale et fluctuante. On peut la confondre avec un kyste ovarique; ce n'est que son siège trop franchement lombaire, sa palpation méthodique, son évolution descendante et latérale qui permettront de reconnaître l'hydronéphrose.

Tumeurs malignes du rein. — Les tumeurs de la paroi abdominale sont immobilisées par la contraction musculaire, leur matité est superficielle. Les néoplasmes du foie ont un bord inférieur tranchant et se continuent avec le foie. Il faut des conditions exceptionnelles pour qu'un kyste hydatique soit pédiculé et sonore en avant, ou pour qu'un néoplasme du rein pénètre dans la face inférieure du foie (Verrier). Les tumeurs de la rate sont en gâteau allongé à matité remontante à droite, à sonorité lombaire gauche bien accentuée.

Les cancers du côlon ont des signes d'occlusion et d'hémorragie intestinale, accidents qu'on n'observe pas dans les tumeurs du rein.

Les tumeurs du *mésentère* et de l'*épliploon* sont médianes, très mobiles, s'étendent de haut en bas (Augagneur et Tillaux).

Le diagnostic clinique d'avec les tumeurs de la *capsule surrénale* est impossible, facile au contraire d'avec les tumeurs de l'*ovaire* et de l'*utérus*. Celles-ci ont une marche ascendante ; les signes fournis par le toucher rectal et vaginal, la matité les différencient. Dans deux cas de Bœckel, un kyste de l'ovaire avait été se fixer par péritonite adhésive dans la région lombaire. Horteloup cite un rein qui avait envoyé un prolongement vers l'utérus.

Rein mobile. — Se différenciera par le palper bimanuel et la percussion.

Ainsi donc, quand il y a tuméfaction rénale et du fait même des notions que nous venons d'exposer, le diagnostic est horriblement difficile. Ici, il sera impossible de reconnaître la nature de la tumeur, comptant seulement sur les signes physiques. Aussi accordera-t-on une grande place aux symptômes fonctionnels et généraux, à l'âge du sujet.

On peut avoir à connaître la *syphilis rénale*. Israël enleva un rein syphilitique croyant avoir affaire à un rein tuberculeux. Le traitement antisyphilitique sera la pierre de touche.

L'examen de l'uretère, de la vessie, du second rein, contribueront encore à préciser le diagnostic.

La lymphe de Koch a été expérimentée comme moyen de diagnostic. Albarran et Guyon (1893) arrivent aux conclusions suivantes : « La réaction locale peut manquer, alors même que les lésions tuberculeuses sont évidentes ; les injections de lymphe n'ont pas une valeur diagnostique absolue, mais elles peuvent servir à appeler l'attention sur des lésions peu connues, méconnues ou jugées sans importance. »

Tuffier diagnostiqua en 1893 deux formes rares et exceptionnelles (*Annales génito-urinaires*, 1893). Dans un cas (forme douloureuse) le tableau clinique fut celui d'une colique néphrétique à répétition. Point de signes physiques, ni pyurie, ni hématurie, parfaite intégrité du bassinet et de l'uretère. L'accès est franc sans douleurs lombaires. Irradiations le long des cordons et de la cuisse ; fréquence des mictions ; paroxysmes arrachant des cris au malade, rien ne manque, sauf l'expulsion d'un gravier. Pas d'augmentation de volume du rein ; pas de douleur lombaire ; c'est une tuberculose rénale à forme douloureuse et sans rétention. — En une autre forme (celle-ci hématurique), Tuffier observe chez une femme de quarante-deux ans des hématuries considérables. Absence de signes physiques ; pas de tumeur rénale, pas de pyurie ; Diagnostic par l'endoscopie vésicale qui montre l'uretère éjaculant du sang vermeil. Guérison par néphrectomie. Le diagnostic peut donc présenter des difficultés extrêmes.

Guyon fait un tableau remarquablement saisissant de la tuberculose au début. Quand chez un jeune sujet des hématuries répétées ne paraissent se rattacher à aucune lésion très nette des reins et de la vessie, il faut songer à la possibilité de la tuberculose rénale. Lorsque en plus le malade a de la polyurie limpide précoce, sans manifestations symptômatiques bruyantes de la part d'aucun point de l'appareil urinaire, le médecin a devant lui un syndrome considérable. « Au début, de l'aveu de tous, il y a fréquence de la miction ; nous savons aussi que la pyurie est précoce, constante, spontanée, et l'on ne saurait en séméiologie accorder trop d'importance à ces trois choses : *précocité, durée, spontanéité.* Lorsqu'un symptôme a de telles caractéristiques, il devient pathognomonique, et, dans l'espèce, il permet d'affirmer la tuberculose urinaire.....(Guyon) ».

Le Dentu attache lui aussi une grande importance au jeune âge du malade, à la pâleur de son teint, à la persistance de ce teint spécial, à une faiblesse inexplicable dans l'intervalle d'hématuries très espacées. Toute difficulté cesse s'il existe dans les poumons des lésions même peu développées et si l'épididyme ou la prostate sont atteints.

Toujours ne se présentent pas les symptômes classiques que nous connaissons. En un cas de Tuffier, le chirurgien trouve une tumeur à droite : la palpation la plus attentive, même sous le chloroforme, n'avait pas révélé la moindre augmentation de volume du rein gauche, et cependant, de ce côté, la tumeur dépassait en volume celle du rein droit. Cette absence de lésion s'explique par l'évolution différente des deux lésions : à droite, le rein était gros et déplacé ; à gauche, il était volumineux, mais à sa place thoraco-abdominale et développé surtout en haut, du côté du diaphragme. Cette évolution est heureusement peu fréquente, et en règle, ce qui existe, c'est l'abaissement et le déplacement du rein augmenté de volume.

En semblable occurrence, la percussion aurait peut-être donné quelques renseignements. D'après Tuffier, à gauche, elle donnerait de bons résultats.

On peut, chez Morgagni, trouver des reins détruits, transformés en cavernes purulentes, sans que rien ait pu faire soupçonner la lésion, sans pyurie. Il manque alors les éléments les plus importants du diagnostic, c'est-à-dire l'infection tuberculeuse des organes génitaux et les troubles de l'urine. Toutefois, tenant compte des antécédents héréditaires et personnels du sujet, de son âge, de l'apparition sans cause de la pyélo-néphrite, on peut arriver au diagnostic, on peut pratiquer une ponction avec la seringue de Pravaz et examiner au point de vue bactériologique le pus recueilli.

En d'autres cas, on posera le diagnostic d'après une cystite antérieure et des accidents semblables aux coliques néphrétiques. Ces pseudo-coliques néphrétiques, qui nous sont connues, sont les accidents consécutifs à la rétention des produits uro-purulents dans le rein. Ils sont symptomatiques d'une pyélo-néphrite simple ou calculeuse, lorsqu'ils coïncident avec une élévation de température et une pyonéphrose intermittente.

Le point important encore est de distinguer les cas qui méritent une intervention d'avec ceux qui sont inopérables. Or malheureusement nous sommes bien loin encore de cette précision dans le diagnostic. Souvent même l'existence de la tuberculose rénale est douteuse. Dans 40 pour 100 des cas de Facklam, la tuberculose ne fut reconnue qu'au cours de l'opération. Le chirurgien s'était cru en présence de calculs rénaux, d'une pyo-néphrite, d'un néoplasme du rein.

Nous avons dit en son temps un mot du bacille. Quant à son importance diagnostique, nous dirons avec Heydenreich, que, dans la moitié des cas, il fait défaut dans l'urine. De plus, les inoculations faites aux animaux ne permettent point qu'on soit fixé avant un mois, et peuvent même être négatives.

Comment alors appuyer le diagnostic ? Sur l'absence d'infections antérieures expliquant la présence du pus, sur l'état général du sujet, sur l'existence d'une lésion tuberculeuse en un autre point du corps (appareil génital inférieur).

Admettons comme établi le diagnostic de tuberculose rénale, il y a lieu de savoir quel est le rein malade, quel est l'état de l'autre rein, quel est l'état de l'appareil génito-urinaire. Exceptionnellement, indéfiniment localisée au rein, la tuberculose envahit les trois quarts du temps la prostate et le testicule.

Quel est le rein malade ? Le gonflement, les douleurs, soit spontanées, soit provoquées, tels sont les symptômes de probabilité indiquant le rein malade, encore qu'ils puissent être trompeurs. L'endoscopie vésicale, le cathétérisme des uretères sont des manœuvres difficiles, délicates, dont les résultats sont bien précaires (Albarran, Legueu, Hallé, Janet).

Enfin, et pour terminer ce trop long chapitre, nous devons dire que la néphrotomie permettra de reconnaître les caractères de l'urine sécrétée par le rein que l'on sectionne. Mais, si cette urine est purulente, la persistance de cette purulence ne peut prouver que l'autre rein soit malade. Le pus peut venir de la vessie, de l'uretère, même du rein incisé. Donc combien est difficile le diagnostic précis ! Aussi Madelung conseille-t-il, dans les cas douteux, de mettre à nu le rein supposé malade, et de l'examiner avec soin. Quelquefois un abcès péri-néphrétique concomitant, que l'on est obligé d'ouvrir, permet d'examiner le rein et de constater l'étendue de son altération.

VIII

TRAITEMENT

Le traitement médical sera celui de toutes les tuberculoses en général. Le traitement chirurgical, pour certains auteurs, ne saurait avoir d'autre prétention que d'être palliatif. Or, en ces dernières années, lorsqu'on a bien choisi des cas, et lorsqu'on s'est placé dans des conditions opératoires précises, on a obtenu de vraies guérisons qui se sont maintenues. De là des interventions opératoires multiples. C'est qu'en effet, puisque l'espoir de détruire les tuberculoses locales n'est pas chimérique, à priori, il est essentiel de ne pas renoncer à agir. On usera d'abord des moyens hygiéniques et thérapeutiques (iodoforme, huile de morue, borate de soude, et, en cas d'échec, on interviendra chirurgicalement.

Nous n'avons pu donner à cet important chapitre la part qu'il méritait. Aussi allons-nous esquisser aussi synthétiquement que possible l'étude de l'intervention chirurgicale dans la tuberculose du rein.

Cette intervention date à peine d'une vingtaine d'années. En 1885, Morris, Newmann, en 1889, Le Dentu, commencent à en parler dans leurs traités. La chirurgie du rein s'enrichit vite des travaux de Ris, Bardenheuer, Madelung.

Tuffier, en 1892, écrit son article du *Traité de chirurgie* ; la même année, Vigneron publie sa thèse, travail capital en l'espèce ; Forgue et Reclus, en leur *Thérapeutique chirurgicale*, précisent le mode opératoire et la technique.

Heydenreich, Tuffier, Facklam, reprennent la question, et

à l'heure actuelle les faits paraissent suffisamment nombreux pour pouvoir en tirer des préceptes d'intervention précise ou au contraire la certitude qu'il serait inutile d'agir.

Et d'abord est repoussée l'intervention précoce (Guyon, Heydenreich, Vigneron).

On peut agir par la néphrotomie ou la néphrectomie. Du manuel opératoire de l'une et de l'autre nous ne dirons rien, car il nous faudrait répéter ici ce qu'ont excellemment démontré et figuré Forgue et Reclus, Tuffier, Guyon.

NÉPHROTOMIE

	Cas	Mortalité générale	Mortalité opératoire
Facklam....	36	33,33 %	13,88 %
Vigneron....	54	38,18 %	12,72 %

La mortalité générale de Vigneron est plus sombre par ce fait, dit-il, qu'il nous donne des résultats éloignés, mais de guérison radicale certaine. En elle-même, la néphrotomie est peu grave : elle fait disparaître les douleurs rénales et la fièvre, diminue la suppuration et les symptômes vésicaux, améliore le fonctionnement du second rein, remonte l'état général. De guérison radicale et sûre peut-être ne peut-on en affirmer, car on doit craindre tôt ou tard une généralisation des lésions. Mais on n'est pas en droit de conclure que la néphrotomie est une opération « peu rationnelle » (Heydenreich). Il suffit qu'elle puisse rendre des services, comme le veut Heydenreich, pour qu'elle soit rationnelle. Pourquoi n'obtiendrait-on pas une guérison durable et définitive, si, le rein ouvert, on ouvre du même coup toutes les cavernes contenant du pus, si l'on peut déterger les poches pyogéniques ?

La néphrotomie, en des cas de bilatéralité de lésions, ne pourra être que palliative ; en d'autres cas, s'il y a unilatéra-

lité, elle sera le premier temps d'une intervention plus radicale
et curatrice, la néphrectomie.

Guyon a découvert un procédé spécial qui consiste à reconnaître toutes les cavernes du rein, à les ouvrir toutes et largement. Ainsi pratiquée, la néphrotomie a une réelle valeur (Vigneron).

NÉPHRECTOMIE

Voici les statistiques :

104 dans celles de Vigneron : mortalité opératoire, 31 cas ; mortalité générale, 40 cas ; ces cas sont ainsi répartis :

65 néphrectomies lombaires primitives : mortalité générale, 26 cas ; mortalité opératoire, 19 cas.

20 néphrectomies secondaires : mortalité générale, 7 cas ; opératoire, 5 cas.

19 néphrectomies abdominales, primitives ; mortalité générale, 7 cas ; mortalité opératoire, 7 cas.

Tuffier apporte 11 cas de néphrectomie abdominale avec une mortalité de 36,3 pour 100 ; Facklam, 13 cas avec une mortalité de 30 pour 100.

La voie lombaire, sur 75 cas de Facklam, donne une mortalité de 28 pour 100 ; sur 46 cas de Tuffier, une mortalité de 28,2 pour 100.

La mortalité générale de la néphrectomie n'est donc pas plus grande que celle de la néphrotomie ; c'est le contraire pour la mortalité opératoire. Encore dans ces derniers cas doit-on imputer les morts opératoires plus à l'existence des lésions concomitantes qu'au traumatisme opératoire.

Il faut avoir un diagnostic plus précis. Quant aux morts rapides, elles sont dues au schock, chez des débilités, des anuriques. Donc la néphrectomie doit être admise dans le traitement de la tuberculose rénale ; elle sera à peu près toujours pratiquée par la voie lombaire, selon les cas, on la fera primitive ou secondaire. L'ablation précoce du rein, quelques semaines après la néphrotomie, dès que l'état général est remonté, donne d'excellents résultats. Heydenreich préconise la néphrectomie sous-capsulaire. — C'est un pis-aller que l'abandon de la capsule du rein (Vigneron).

Pour nous, comme pour Vigneron, la méthode de choix dans la tuberculose rénale est la néphrectomie primitive ou secondaire précoce, selon l'état général. En un certain cas, de poches s'ouvrant en un réservoir unique, la néphrotomie est préférée. A la période d'état, alors que le diagnostic est précis, on doit avoir cette unique préoccupation : l'ablation d'un foyer suppuré qui épuise le malade, qui infecte son organisme, qui tôt ou tard le conduira à la déchéance, à la désorganisation et au marasme cachectiques.

OBSERVATION

Tuberculose rénale. — Calcul. — Abcès périnéphrétique tuberculeux

L. L..., âgé de vingt-cinq ans, propriétaire, né à Bizanet,
entre le 24 mars 1894 à l'hôpital Saint-Éloi suburbain.

La maladie a débuté le 5 février 1894, par des maux de
tête, fatigue, frissons, anorexie. Le docteur constata des
signes de grippe et fit appliquer un vésicatoire entre les deux
omoplates.

Le 15 février surviennent des douleurs lombaires, surtout
à droite, très vives, continues. Le malade s'alite et remarque
que ses urines sont devenues troubles. Après chaque miction,
il éprouve une violente sensation de brûlure dans le canal,
qu'il compare à un jet d'eau bouillante. Constipation, anorexie,
amaigrissement progressif.

A partir de cette époque (février 1894), la douleur lombaire
a quelque peu diminué et est devenue moins continue. Les
mictions sont fréquentes, trois ou quatre par jour, autant la
nuit. Les urines sont purulentes, rénales : le pus tombé au
fond du vase atteint une épaisseur de 15 mm. à 2 c.

La constipation a disparu, elle est remplacée par de la
diarrhée, qu'on combat avec des cachets contenant :

$$\left.\begin{array}{l}\text{Salol . . . .} \\ \text{Oxyde de bismuth .}\end{array}\right\} \text{ââ 0 gr. 20}$$

Facies tuberculeux. Amaigrissement.

A l'examen direct, on trouve à la région lombaire droite

une tuméfaction, un empâtement allant de la dernière côte à la crête iliaque. Cette région, sur une étendue transversale de quatre travers de doigt à partir des apophyses épineuses, est sensible à la pression et même au simple toucher. Le malade, du reste, se couche sur l'autre côté, éprouvant de la douleur lorsqu'il appuie sur la région lombaire droite.

Au sommet du poumon gauche, il y a de l'obscurité inspiratoire avec de l'expiration prolongée. Au sommet droit, la respiration est rude, il y a retentissement des bruits du cœur à ce niveau.

Du côté des organes génito-urinaires on trouve que la prostate, non hypertrophiée, présente quelques nodules indurés.

Rien du côté de l'épididyme et des testicules.

Le malade n'a jamais uriné de sang.

Envoyé à Montpellier pour une pyélo-néphrite avec bronchite chronique de nature bacillaire.

Depuis son séjour à l'hôpital, cet homme présente une légère élévation thermique qui n'a jamais dépassé 38°.

Antécédents personnels. — A entendu dire par ses parents qu'à l'âge de deux ans il avait eu une maladie qui l'avait laissé déformé pendant quelque temps : c'est de rachitisme qu'il s'agit probablement.

A l'âge de vingt ans, il commence à tousser, à s'enrhumer facilement, à prendre froid. N'a jamais eu d'hémoptysies ni de crachements de pus. Attribue cette toux persistante et rebelle à l'abus du tabac. Il n'en reste pas moins une certaine irritabilité de l'appareil respiratoire, il éprouve déjà quelques douleurs lombaires.

Antécédents héréditaires. — Père mort à cinquante-sept ans d'albuminurie, mère rhumatisante, frères et sœurs bien portants. Lui-même est marié, sa femme et son seul enfant se portent bien.

On conclut de par les antécédents et de par les sympômes qu'il s'agit d'un abcès tuberculeux du rein droit avec abcès périnéphrétique. L'infection bacillaire a certainement envahi l'appareil génito-urinaire inférieur (cystite). Les poumons ont un début de tuberculisation. La recherche du bacille n'est pas tentée, ni dans le pus des urines, ni dans les crachats.

Les urines ont une réaction acide, contiennent : 1 gr. 50 d'albumine, 13 gr. 7 d'urée, 14 gr. 2 de chlorures. Densité, 1021. Quantité, 950.

On décide de faire une néphrotomie par la voie lombaire, avec peut-être une néphrectomie précoce s'il y a lieu.

Le malade est préparé par de grands bains sublimés. Désinfectants du tube digestif, purgatifs.

Opération le 7 avril 1894. Néphrotomie par la voie lombaire sous l'éthérisation. Lavages antiseptiques réitérés de la région lombaire, du dos et du ventre : alcool, éther, phénosalyl. Incision de 10 centimètres de la dernière côte à la crête iliaque, à trois travers de doigt des apophyses épineuses, et parallèle à celles-ci.

La section de la peau, des muscles, conduit sur une épaisse couche de tissu fongueux, lardacé, criant sous le scalpel, faisant de petites hémorragies nombreuses. Une sonde cannelée, introduite dans l'angle supérieur de la plaie et poussée en haut, donne passage à un flot de pus, verdâtre, phlegmoneux, d'une épouvantable fétidité. Il s'écoule 1 litre de pus, l'incision étant agrandie au bistouri.

M. Estor introduit un doigt dans la plaie et sent un calcul volumineux qu'il essaie de ramener au jour sans pouvoir y réussir. Très friable, le calcul se brise sous les mors d'une pince de Richelot : on en retire une petite quantité ; l'autre, plus considérable, sera rendue en drainant et irriguant la plaie.

On lave à l'eau bouillie, on bourre avec de la gaze humide aseptique. Pansement humide avec compresses.

Le malade a bien supporté l'éther; il est rapporté paisible en son lit. Diète alimentaire. Potion à l'extrait de quinquina. Morphine.

Pansement le 8 avril 1894. Il s'écoule environ 300 cent. cubes de pus fétide, phlegmonneux, avec des stries sanglantes. On en injecte une seringue de Pravaz dans le péritoine d'un lapin.

La plaie est lavée avec une seringue contenant 200 cent. cubes de naphtol camphré et bourrée avec de la gaze en compresses trempées dans le naphtol camphré. Pansement humide avec compresses antiseptiques. Bandage de corps.

On fait le pansement tous les deux jours, et chaque fois on irrigue avec du naphtol camphré. L'état général s'améliore, l'appétit revient.

Le lapin inoculé meurt au quatrième jour de l'inoculation avec des fausses membranes dans le péritoine. Rien de positif.

10 avril. — Urines, 650 grammes. Densité, 1019. Pas d'albumine. Pas de sucre. 16 gr. 50 d'urée.

Le calcul, analysé par M. de Girard, chef de laboratoire des cliniques, est formé de phosphate de chaux avec traces de carbonate de chaux.

La convalescence s'affirme de jour en jour. La plaie lombaire se ferme. Le naphtol camphré, par son passage dans l'uretère et la vessie, détermine des accidents de colique et de cystite. On le remplace par le sublimé en solution très faible 1/2000 et par l'eau boriquée.

Le 13 mai, en explorant la plaie avec un stylet, on éprouve une résistance et on a la sensation du choc de la pointe sur un calcul. M. Dubrueil explore la plaie le lendemain et pose le diagnostic très net de calcul rénal. Il ne reste qu'une insuffisante ouverture de la plaie primitive. On introduit une laminaire.

Le 14 mai, la laminaire est enlevée. M. Dubrueil amène avec une pince à forcipressure un calcul volumineux en forme d'étoile dont les trois branches sont grosses et rugueuses, le corps petit et rugueux.

Lavages ordinaires à l'eau boriquée et drainage de la plaie.

Le calcul enchâtonné a développé de la **suppuration**. Le malade a eu 38,2 le 15 mai au soir.

A partir de ce jour, la fièvre disparaît. Les urines deviennent très claires. L'état général s'améliore et le malade rentre chez lui le 1er juin.

Dans la lettre qu'il nous écrit à la date du 23 juin, le malade nous dit que sa situation est fort bonne : « Ma plaie est complètement fermée. Le plaisir que j'en ai est incompréhensible. Voilà déjà quinze jours que je n'ai plus ressenti aucun mal. Mon urine est tout à fait claire et ne dépose plus. Je vais à la selle une fois par jour. J'ai bon appétit. Je me porte à merveille. En somme, je suis tout à fait rétabli. »

CONCLUSIONS

La tuberculose du rein se présente sous deux formes :

1° Granulations miliaires ;

2° Infiltration tuberculeuse.

L'expérimentation réalise la tuberculose rénale primitive, par l'injection artérielle. Les faits cliniques et expérimentaux prouvent que l'élimination des toxines tuberculeuses produit une néphrite spécifique et la dégénérescence amyloïde.

Le rein peut être primitivement tuberculeux ou secondaire-ment à la vessie.

Les symptômes peuvent être confondus avec ceux de la tuberculose urinaire.

Le diagnostic est difficile et complexe, surtout en l'absence du bacille de Koch. La cystoscopie rend des services.

La néphrectomie, primitive ou secondaire, par la voie lombaire, est la méthode de choix.

Elle peut amener la guérison.

BIBLIOGRAPHIE

DUFOUR. — Thèse de Paris, 1841.

RAYER. — Traité des maladies des reins, 1841.

BRISSAUD. — Rein tuberculeux, Gaz. hebd., 1886.

TAPRET. — Archives de médecine, 1878.

BRODEUR. — Interv. chir. Thèse de Paris, 1878.

CHAUFFARD. — Bull. Société anat. — 1880.

    —   Progrès médical, 1881.

LANCEREAUX. — Annales génito-urinaires, 1883.

CORNIL et BRAULT. — Pathologie du rein, 1884.

CORNIL et RANVIER. — Histologie path., 1884.

LECORCHÉ. — Maladies des reins, 1885.

GUYON. — Leçons cliniques, 1885.

DURAND-FARDEL. — Thèse de Paris, 1886.

CAYLA. — Thèse de Paris, 1887.

THIRIAR. — Revue de chirurgie, 1888.

GUYON. — Annales génito-urinaires, 1888, 1889, 1890.

LE DENTU. — Maladies des reins, 1889.

COFFIN. — Thèse de Paris, 1890.

MADELUNG. — Archiv. für klin. Chir., 1890.

THOMAS. — Thèse de Paris, 1891.

TUFFIER. — Gazette hebdomadaire, 1891.

GUILLAUD. — Thèse de Lyon, 1891.

ALBARRAN. — Tumeurs de la vessie, 1892.

TUFFIER. — Archives de médecine, mai 1892.

VIGNERON. — Thèse de Paris, 1892.

DAUNIC. — Thèse de Toulouse, 1893.

BOREL. — Annales de l'Institut Pasteur, 1894.

TUFFIER. — Traité de chirurgie.

BRAULT. — Traité de médecine.

TABLE DES MATIERES

ages

INTRODUCTION VII

I. — Historique : trois périodes. 1

II. — Anatomie pathologique 4

III. — Tuberculose rénale expérimentale (néphrite et dégénéres-
        cence amyloïde. — Les toxines tuberculeuses) 12

IV. — Étiologie et Pathogénie 27

V. — Symptomatologie 36

VI. — Marche, Durée, Terminaison, Pronostic.. 51

VII. — Diagnostic 54

VIII. — Traitement 68

    Observation 72

    Bibliographie 77

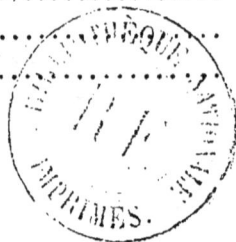

174

www.ingramcontent.com/pod-product-compliance
Lightning Source LLC
Chambersburg PA
CBHW050603210326
41521CB00008B/1096